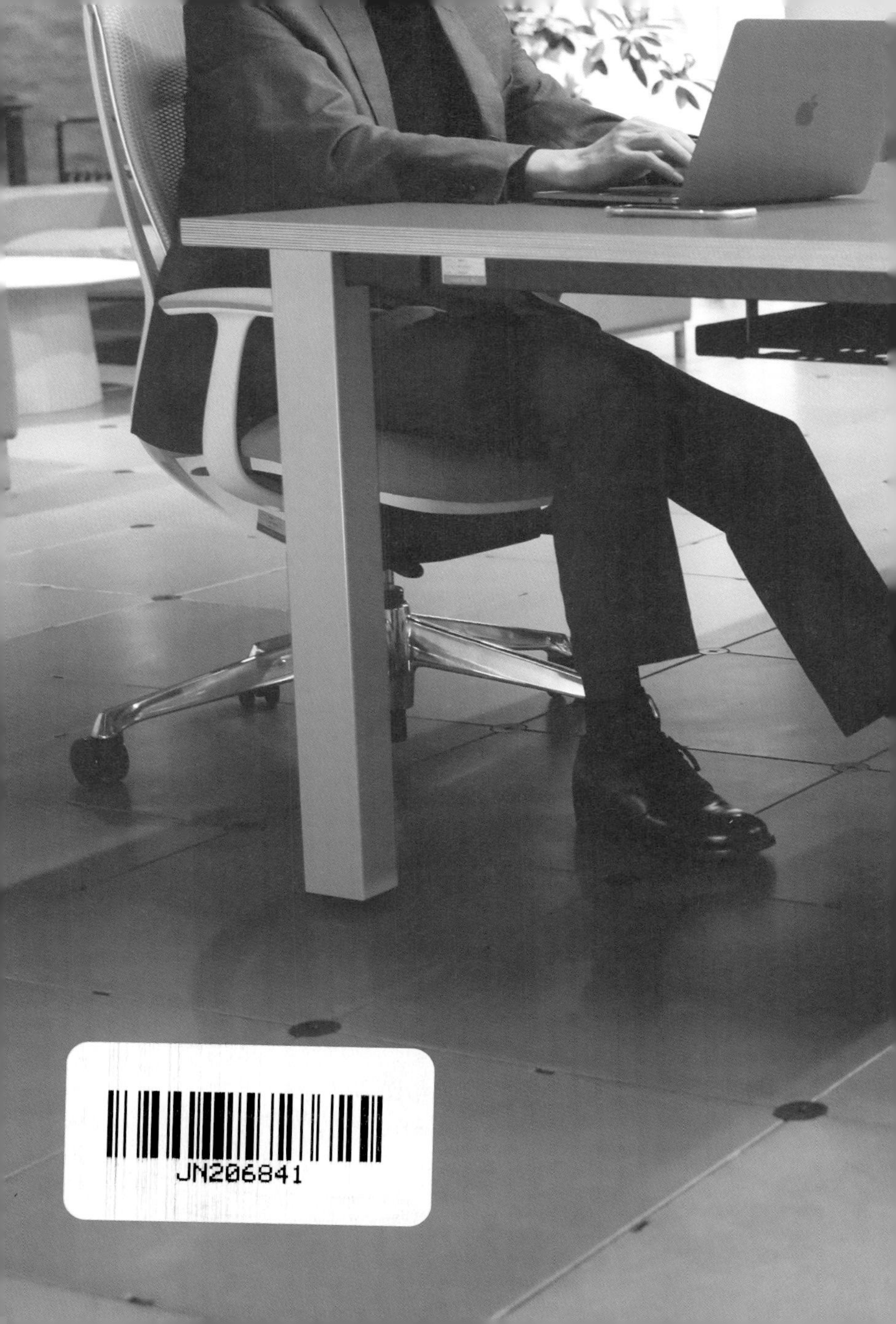

歩く
マジで
人生が
変わる
習慣

NewsPicks記者
池田光史

NEWS PICKS
PUBLISHING

歩く

マジで人生が変わる習慣

はじめに　なぜ人は歩くのか？

きっかけは、1つの靴との出会いだった。

それはいわゆる「歩きやすいスニーカー」ではなくて、「足の指が自由な靴」。2年ほど履《は》き続けると、それまでファッション性だけで購入を決めてきた他のスニーカーや革靴が履けなくなった。

歩くのってこんなに楽しかったっけ？

身体も頭も、常に軽い。もっと履き物を科学したい。道具を哲学したい。

これは僕だけの感覚なのか、それともサイエンスされている世界なのか、好奇心が止まらなくなった。そもそもヒトは本来何のために歩いていたのだろう……人類は地球上でも特異な移動能力を持つ動物だ。効率的な二足歩行は、驚異的な長距離移動を可能にしてきた――それまで何気なく歩いていた、その行為そのものに奥深い世界があると気づき始めることになる。

そうした好奇心や疑問は、僕だけが抱えていたものではなく、実は西洋では先んじて大きなムーブメントになりつつあることもわかってきた。これは企画になるな……というわけで、NewsPicksで特集を組んだのが2024年7月のことだ。経済メディアであるにもかかわらず、一見すると経済とはまったく関係なさそうなこの「歩く」というテーマは、想像していた以上に受け入れられた。最終的に十数万人に読まれ、靴を買い換えたり、歩くことを見直したという人々から直接の声も多数届いた。やはりこれは僕だけの感覚じゃないかもしれない、そんな確信が強まっていった。

なぜ、これほど反響があったのか。それはおそらく、特集では書ききれなかったこと、深く関係しているように思う。

「文明やテクノロジーの進化は、果たして僕たちを幸せにしたのだろうか――？」

この問いは、なぜこれほど自分が「歩く」ことにのめり込んでいったのか、ずっと考えてきた過程でたどり着いたものだが、２０１４年に歴史学者のユヴァル・ノア・ハラリが世界的ベストセラー『サピエンス全史』[1]において投げかけた問いでもあった。そしていま、人々の中にも潜在的な疑問が湧き始めている、ということじゃないか。

ハラリの答えはＮＯだったが、文明の異変に気づき始めていた識者はハラリだけではない。かつて取材の際に、かのピーター・ティールも同じ問題意識を持っていることを知った。彼もまた、テクノロジーの進化が人類を幸せにしたかどうか断言できずにいるという。それは「まだわからない」と。

振り返れば、経済記者としてビジネスの最前線を長年取材してゆく中でも、特に近年、この文明の行方のことが、ずっと頭にひっかかっていた。最も印象に残っているのは、後にChatGPTを生み出した、天才たちの真実を追っていたときのことだ。

舞台は、OpenAIの共同創業者、イリヤ・サツキーバーが所属していたカナダ・トロント大学のとある研究室。爆発的なＡＩの進化の源流となったディープラーニングモデルの真の発明者、アレックス・クリジェフスキーという人物の存在を突き止め、NewsPicks取材チームは世界初のメディアインタビューを実現した。彼はこのモデルを生み出して以降、研究室チームごとグーグルに引き抜かれ、わずか10人程度だったグーグル・ブレインの最初期メンバーとして、とりわけ画像や自動運転の領域でＡＩの爆発的進化を牽引《けんいん》している。

そのグーグルを後にひっそりと去った理由について、ディープラーニングモデルの発明者は僕にこう語った。[2]

「ただ面白くなくなった。幸せじゃなかった。まあ、いまのＡＩ時代を作ったのは僕だ、とも言えるかもしれない。では、それが社会をよくしたかといえば、難しいで

1　ヘブライ語版は２０１１年にイスラエルで出版され、２０１４年に英語版が発売された

すね。
病気の発見や自動運転など、あらゆる種類のＡＩが生まれ、物事を改善しています。一方で、戦争に使われることもあるでしょう。それは社会を悪い方向に導くかもしれません。新しいテクノロジーは、常にそれをどう使うかに依存しますから」

果たしてハラリの問いから10年。世界はある一線を越えた。２０２４年、ＡＩがついに人類のＩＱを超えたのだ。

人間には数々の驚くべきことができるものの、私たちは自分の目的が不確かなままで、相変わらず不満に見える。カヌーからガレー船、蒸気船、スペースシャトルへと進歩してきたが、どこへ向かっているのかは誰にもわからない。私たちはかつてなかったほど強力だが、それほどの力を何に使えばいいかは、ほとんど見当もつかない。（中略）自分が何を望んでいるかもわからない、不満で無責任な神々（筆者注：人間のこと）ほど危険なものがあるだろうか？

——ユヴァル・ノア・ハラリ『サピエンス全史』

そしていま、人間が得た力は、もはや人間の掌中《しょうちゅう》から離れようとしている。人間にしかできないと思われていたことが、ことごとく破壊されていくのを目の当たりにしながら、ハラリの問いがいま、改めて投げかけられている。僕たちはなぜ働き、経済活動をこなしているのだろう。経済の発展は人々が豊かになっていく過程だったはずだが、少なくとも僕は、テクノロジーの進化や未来にはワクワクする一方で、活力が満たされ切らない自分と直面する日々が続いていた。

それはおそらく、テクノロジーの進化の恩恵を多分に受けながら、頭と手ばかりを使うだけで済むことが増えていき、気づかぬうちに全身を使えていない日常に陥っているからじゃないか。だから取り憑《つ》かれたように、奪われつつある本来の身体性を取り戻そうとするかのように、ときに山に入ったり、自然の中を歩いたり、あるいは毎日のように多摩川の河川敷を歩いているんじゃないだろうか。

---

2 池田光史.【世界初独占】「AIの時代」を作った男、初めて口を開く.『AIカナダ』#01. NewsPicks. 2019年10月21日. その後、この研究室の主だったジェフリー・ヒントンは2024年にノーベル物理学賞を受賞した

ＡＩであれモビリティであれ、そんな僕個人の危機感などお構いなしに目まぐるしく進化し続けるだろうし、いつだってテクノロジーはその時代の人類のあり方を決めてきたこともわかっている。しかし同時に、その反動や揺り戻しがどこから起きるのかが僕の関心事になった。

そして、テクノロジーや経済の未来は、いよいよこの視点、つまり人間の身体性という視点を抜きにしては語れない時代に突入していくんじゃないか、と直感するようになった。人間の幸せは、**動物として快調かどうか**にかかっている。その生きた心地というものは本来、身体感覚と密接に関わっている。それをあまりにも置き去りにした、身体性を奪ってゆくばかりの社会システムは長くは続かず、やがて綻《ほころ》びが生まれ、辻褄が合わなくなると思うからだ。

第一、人間の生き物としての設計は、少なくとも20万年は変わっていない。ハーバード大学の医学准教授ジョン・Ｊ・レイティが指摘するように、狩猟採集時代から、人体は特段のアップデートはなされていないのだ。だからこそ、テクノロジーの進化とパラレルに、まるでコインの裏と表のように、身体性をいかに取り戻すかが、もう一つの大きなイシューになっていくんじゃないか。

それが起こるとしたらどこからなのか、そのヒントは人類の歴史を振り返ることから始まるのかもしれない、というのが好奇心の出発点だ。言い換えれば、「文明の発展とともに人類が失ってきたものは何か」ということだ。

おそらくそれこそが――人類を人類たらしめた「直立二足歩行」ではないだろうか。

そう、僕たちは歩かなくなった。

歩かなくてよくなった、と言い換えることもできる。歩く以外のモビリティ（移動手段）は、一時期の熱気こそ落ち着いてはきたものの、これからも進化し続けてゆくだろうし、第一、移動しなくてもできることは増え続けている。だが、モビリティというテクノロジーを語るときも、未来都市を描く上でも、この人間自身によるモビリティという本質的な視点が、すっぽり抜け落ちていることが少なくない。

「ウォーキングは身体にいい」みたいな、ありふれた健康書を書こうと思ったわけじゃない。単なるエクササイズとして捉えるだけでは、結局はブームで終わるかもしれないし、そもそも歩くことはブームであってはならない。たとえば、歩いても痩せるわけじゃない。詳しくは本編に譲るが、少なくともダイエットしたい人にとって本書は期待外れの内容になるはずだ。

たとえば僕は「足」のことに興味を持った。かつて天才レオナルド・ダ・ヴィンチが解剖医として最も注目していたのは「足の構造」だったと言われている。そのことにあまりに無頓着だったと気づかされたのは、「履き物」というテクノロジーを深く掘り下げていったときだ。

靴は、確かに人類史におけるイノベーションだった。だが、いつからか僕たちの身体性を奪ってきた——そう言われても、ピンとこない人のほうが多数派だろう。僕も今回の取材を進めるまでは、ほとんど知る由《よし》もなかった。あるいは都市化という時代の中で、気づかぬうちに人間がいかに飼いならされ、生きる力を削がれてきたか……そんな取材の道を歩んでいくことになる。

だから文明を捨て、狩猟採集時代に戻ろう、などと言うつもりもない。決して原理主義的な、非現実的なメッセージを主張したいわけではないのだ。

ただ、気づけば歩かなくなっているという現代社会の仕組みに無自覚だと、現代人はなぜだか疲れている、だから運動不足を解決しよう——そしてそのエクササイズメニューはあらゆるマーケティング競争の下で展開され、ブームの波とそのサイクルに振り回される——という無限ループからは、永遠に脱却できない。

つまり、おそらく根本的には何も解決しない。

もっと抜本的に、人類700万年の歴史の時間軸を振り返って、産業革命後というわずか0・01%の近現代という短期間のうちに、急速に僕たちが失いつつあるもの——でも、本当は失ってはいけないはずのもの——を追いかけた。

本書を読み終えるころには、きっと共感してもらえると願いながら、この旅を始めようと思う——歩くことは、尊いことだ、と。

歩く　マジで人生が変わる習慣　もくじ

はじめに　002

Step 1

脳のこと

歩くとアイデアが降ってくる

ジョブズもザッカーバーグもよく歩く　018
偉人たちは気づいていた　026
歩くと脳は大きくなる　033
スタンフォードの「歩く実験」　038
歩行とクリエイティビティの関係　044
ウォーキングミーティングという方法　047
脳をリラックスさせる　052
コラム｜創造性を高める習慣　060

Step 2

身体のこと

ホモ・セデンタリウス
――座る人類

歩くことの5つの効果　064

①歩くと、血糖値や血圧が下がる 065
②歩くと、長生きする 067
③歩くと、がんや心疾患リスクが下がる 070
④歩くと、不眠が改善し、ストレスも減る 073
⑤歩くと、脳卒中リスクが下がる 076
アップルウォッチで強調されたこと 079
睡眠より長い「座る時間」 084
ホモ・セデンタリウス 089
コラム　健康を保つ習慣 092

Step 3

街のこと

都市化という人体実験

世界各国の歩数ランキング 096
「活動格差」という新概念 102
歩きやすい街ランキング 105
歩く先進国だった日本 109

歩けない国、アメリカ 114
歩ける街の価値が上がる 121
自動車 vs 歩行者 127
メトロサピエンス 136

Step 4

足のこと

二足歩行という人体の奇跡

歩くメカニズム 142
歩いて痩せたら困る 147
狩猟採集時代の1日 149
足は精密機器 155
現代の纏足 163
足を解放せよ 174
現代人の足は壊れている 179
コラム｜靴が変わると歩きたくなる 186

Step 5

靴のこと

履き物というテクノロジー

もう1つの「走る実験室」 192
ハーバード教授の狼煙 201
ゼロドロップ誕生秘話 206
シューズブランド創業の壮絶 213
身体を「自然な位置」に置く 220
アルトラの仮説 224
ベアフットシューズブームはなぜ終わったか？ 228
クッションの意味 233
長距離ハイカーの靴ランキング 239
フットウェア界の「次の波」 244
BORN TO WALK 248

Step 6

自然のこと

文明とともに失ったもの

火と氷の島 254

本当のエネルギー問題 257

本当の現実世界 273

撤退 280

身体で学ぶということ 286

幸福論 294

おわりに 304

謝辞 310

本文中の出典は、邦訳があるものは邦題を、未邦訳のものは原題を記した。

Step 1

脳のこと

歩くとアイデアが降ってくる

私が集中できるのは歩いているときだけだ。
立ち止まると考えは止まる。

―― ジャン＝ジャック・ルソー（哲学者）

ジョブズもザッカーバーグもよく歩く

かのスティーブ・ジョブズは散歩魔だった。

> 大事な話をするときは、長く歩きながら行うのがジョブズ流だった。
> (Taking a long walk was his preferred way to have a serious conversation.)
>
> ——ウォルター・アイザックソン『スティーブ・ジョブズ』

よく知られた有名な話だ。[1]

元アップルで伝説的デザイナーだったジョニー・アイブとは、よくブレインストーミング散歩をしていた姿が見られたというし、これらの事実を証言しているのは伝記作家のウォルター・アイザックソンに限らない。

たとえば、25年にわたってジョブズを取材し続け、共著『スティーブ・ジョブズ無謀な男が真のリーダーになるまで』などの作品を世に送り出した作家のブレント・シュレンダーは、ジョブズが何かを話したいときには、いつも散歩に招いてくれた、と回顧している。

アイザックソンによる伝記『スティーブ・ジョブズ』において、「散歩」というキーワードは、1巻で12回、2巻では15回も出てくる。ただ数を重ねるだけじゃない。その中では、ビジネス上の重大な交渉やアイデアの発現が、「散歩中」になされていたシーンが多数描かれている（ジョブズの場合、そもそも靴すら履かずに裸足で歩いている描写が多いのも、実に面白いのだが）。

1995年のクリスマス休暇、ハワイのコナ・ビレッジを訪れたジョブズは、

1 Carmine Gallo. (2017). "Steve Jobs Practiced This 1 Habit That Triggers Creative Ideas, According to Neuroscience". *Inc.*.

友人でオラクル会長のラリー・エリソンとビーチを散歩中、公開買い付けでアップルを買収し、ジョブズをトップに据えるアイデアをエリソンから持ちかけられる。

——同書

なぜ、ジョブズは真剣な会話をするときに、よく歩いたのだろう？

まずは、先人たちが「歩くこと」についてどう考え、どのような習慣を持っていたのかを探っていくことにしよう。歩くことを重視したり、あるいは日常的に取り入れたりしていた偉人は、スマートフォンの時代を築いたジョブズだけでは無論ない。

たとえば、世界最大のSNS、Facebookを生み出したマーク・ザッカーバーグ。彼も歩きながら会議をしている様子が度々目撃されているのだが、メタ（旧Facebook）の本社屋上にトレイル（自然歩道）を作ってしまったことまでは、あまり知られていない。

このトレイルを歩いたことのあるメタ社員の証言を基に、擬似的に歩いてみよう。

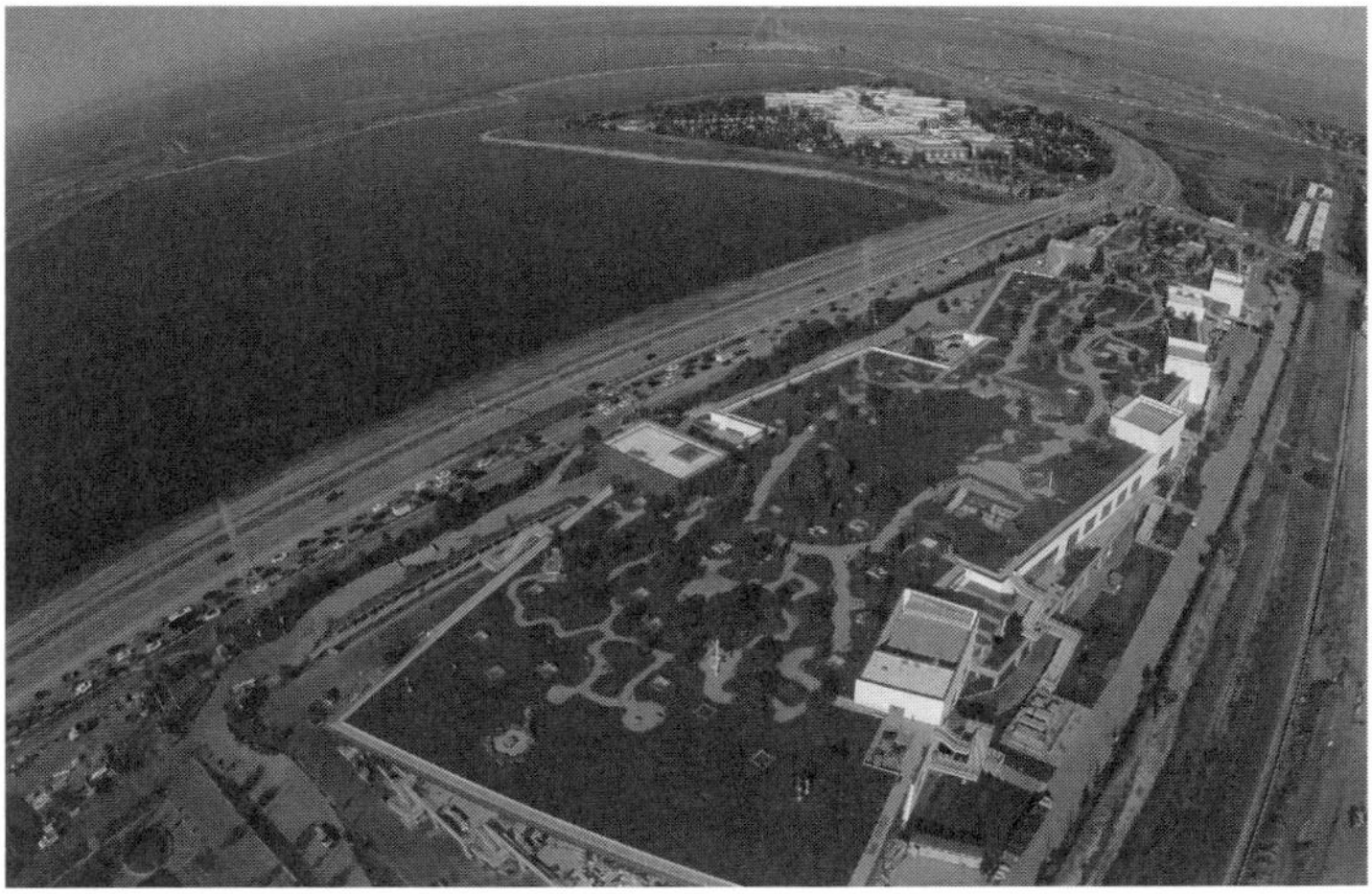

Meta本社の屋上。読者のみなさんにも、Googleマップで「MPK 21」で検索して「航空写真」レイヤーで見ていただきたい（写真：Meta）

２０１５年３月に完成したメタの新しい本社ＭＰＫ２０は、９エーカーにもおよぶ屋上トレイルを備えている。[2] そこには３５０本以上の樹木が立ち並び、何百羽もの地元の鳥たちの生息地となっているという。

さらに２０１８年、その隣に連結する形で完成したＭＰＫ２１の屋上にも３・６エーカーのトレイルが続き、２００本以上の樹木が生い茂っていると[3]いうからすごい。合計12・６エーカーと[4]いえば約５・１ヘクタールだから、東京

2 LEVEL 10 CONSTRUCTION "META MPK20"

3 John Tenanes. (2018). "Expanding Our Home in Menlo Park". Meta.

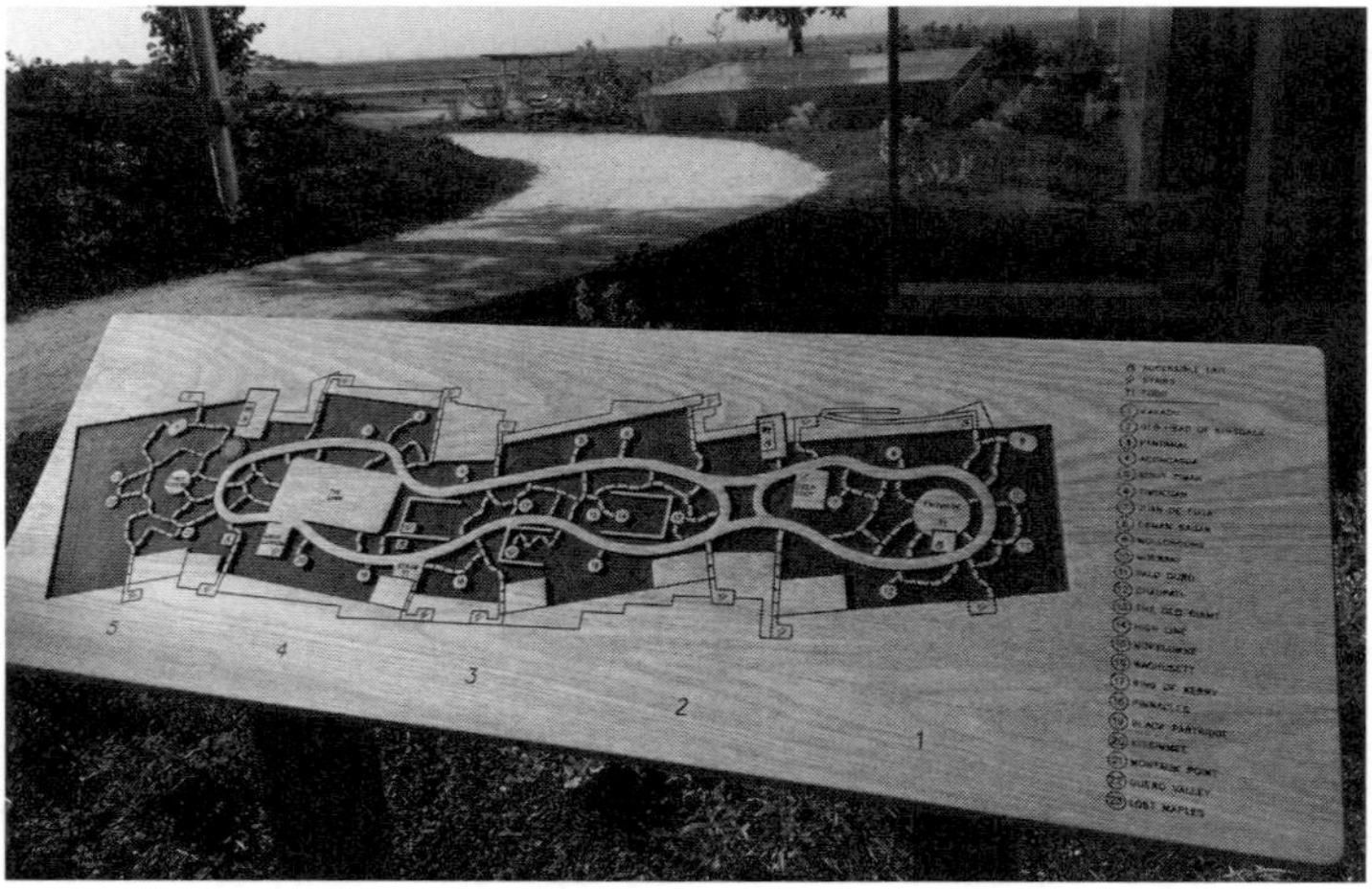

入口の案内図。①Kakadu（カカドゥ）- オーストラリアの有名な国立公園、③Pantanal（パンタナル）- 南米の広大な湿地帯など、トレイル上の各地点や景観には対応する世界各地の地名が記載されている

ドーム（4・6ヘクタール）1つ分以上の広さを持つ自然歩道を、わざわざ人工的に作り上げた、ということになる。そして、そこでは社員たちが歩きながらミーティングをしている姿がよく見られるのだという。

2015年3月31日、ザッカーバーグはFacebook上で、この新オフィスに込めた狙いについて次のように述べている。[5]

私たちは、世界中のサービスで実現しようとしているのと同じコミュニティ感と、チーム間のつながりを生み出すスペースを望んでいました。

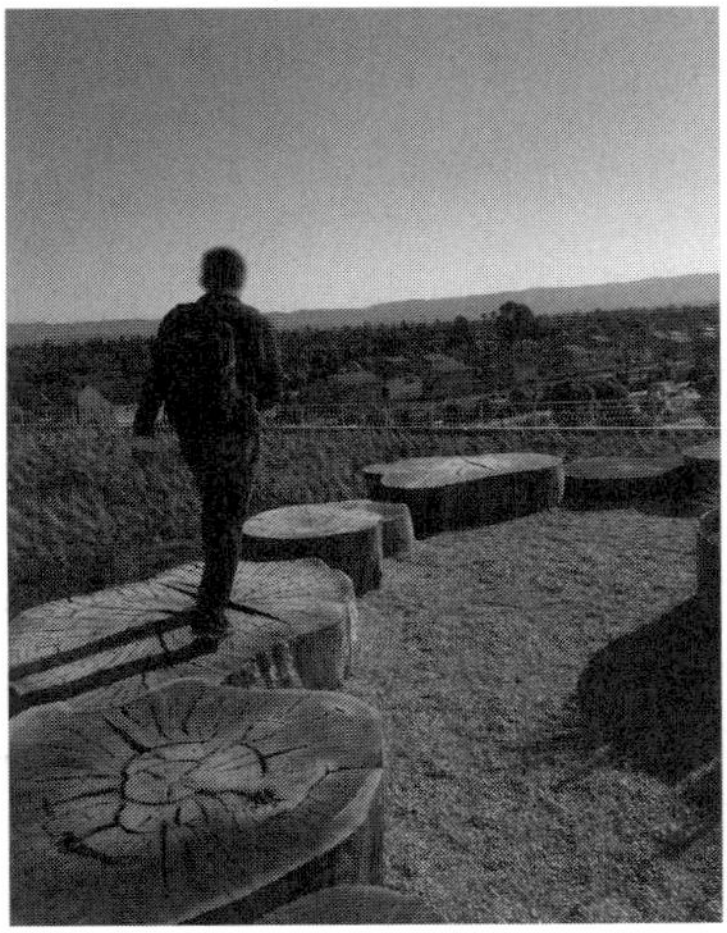

トレイルを歩くメタ社員

（中略）ここでは人々が動き回り、誰とでも簡単に協力できます。

屋上には9エーカーの公園があり、**ウォーキングトレイル**が整備されています。

複数のメタ社員によれば、起伏はそれほどないものの、端から端まで歩くにはかなりの時間を要するという。ここまでしてメタが屋上にトレイルを作ったのは、もちろん緑豊かなワークスペースが、採

4 Mae Rice. (2020). "Wild Foxes Roam Facebook's Menlo Park Headquarters". *Built In*.

5 Mark Zuckerberg. (2015, March 31). Facebook.

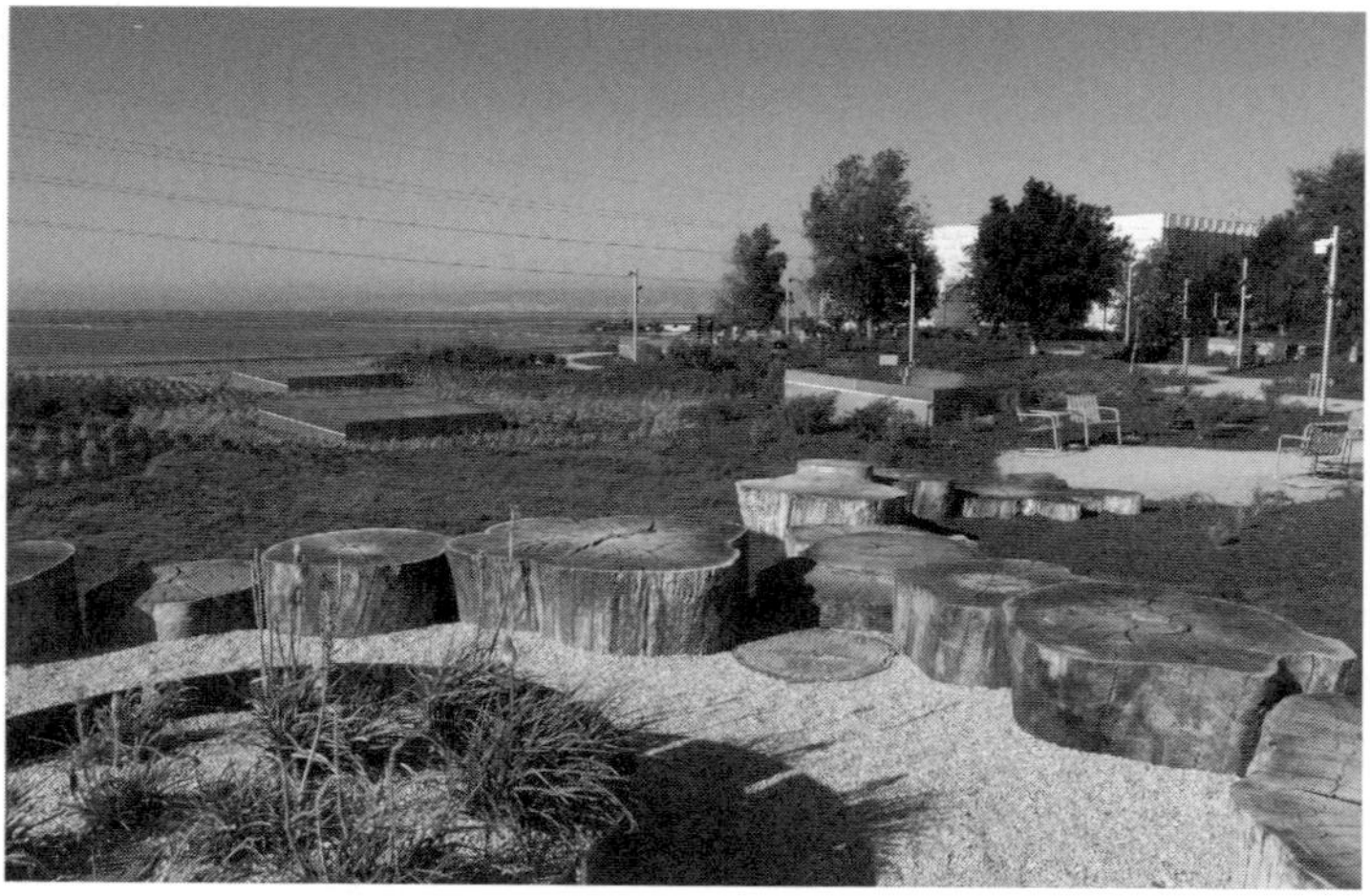

一番端まで歩いてきた

用力を高める上でも、従業員のエンゲージメント（会社への貢献意欲）を高めるという意味でも、機能すると判断した証左だろう。

だが、そのことだけが目的なら、単に緑をたくさん植えればいいだけだ。なぜそこに「ウォーキングトレイル」まで整備したのか。これこそが、その巨大さに目を見開きながら、僕が最も注目した点だった。

つまり、社員たちに、もっと「歩ける場」を提供したかったわけだ。

「**歩けば答えがひらめいた**」という経験

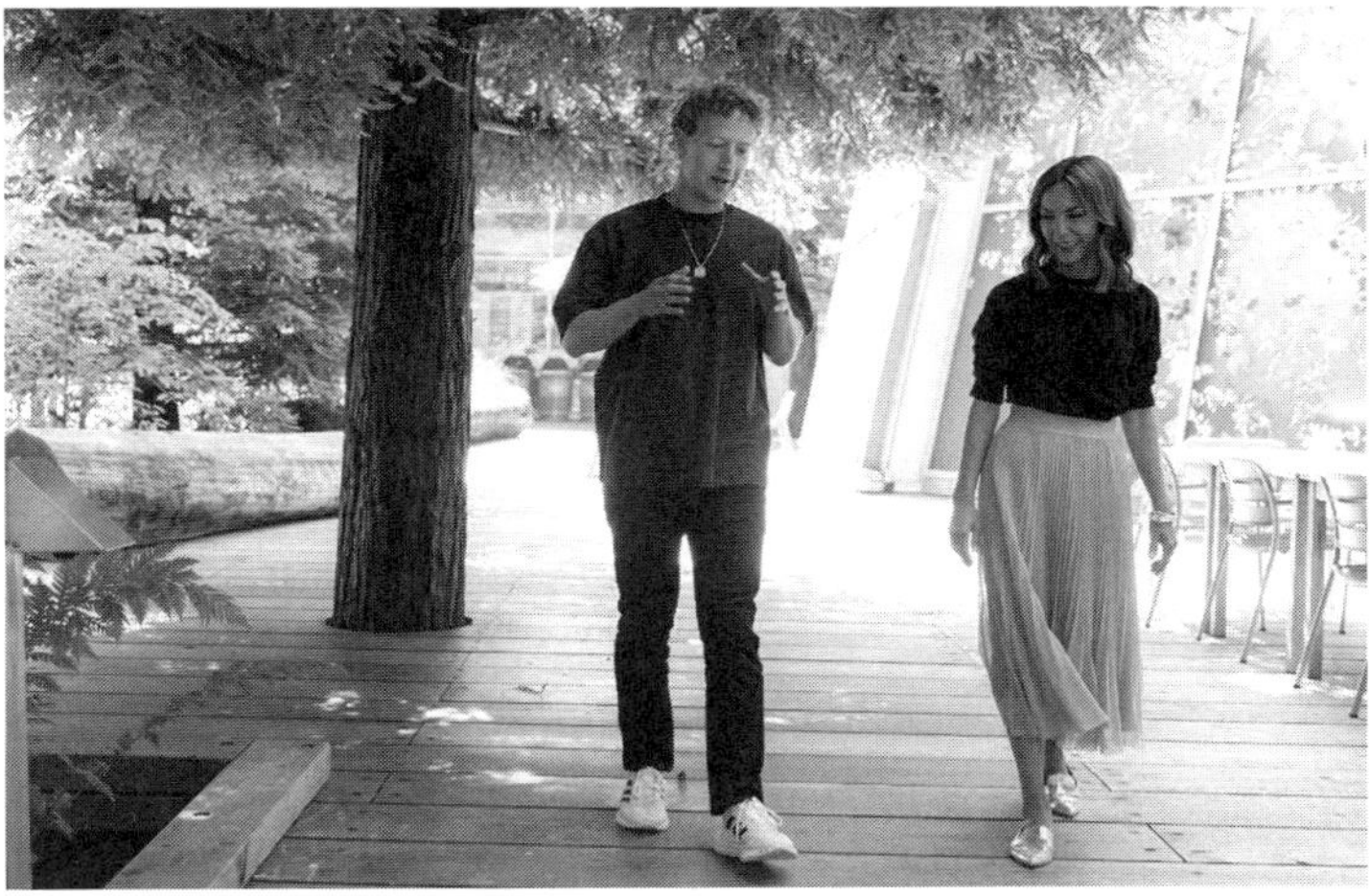

本社を歩きながらインタビューを受けるザッカーバーグ。オフィス内外をよく歩いているという（写真：Bloomberg / Getty Images）

をしたことがある人は、少なくないはずだ。歩行と思考はつながっている。そのことに、ジョブズも、ザッカーバーグも、気づいていたということではないだろうか。

そうだとしたら、従業員のクリエイティビティや生産性が向上することになるのだから、メタほどのビッグテックカンパニーなら新オフィスに豪華なトレイルを作ってしまうのも頷ける話なのである。

偉人たちは気づいていた

アイデア術としての歩行の重要性を理解していたのは、彼らだけではない。

人はなぜ歩くのか——どうやらそれは、脳が働き出すということと深く関係している。そして、過去の偉人たちも、このことに気づいていた節がある。

米ジャーナリストのフローレンス・ウィリアムズは著書『NATURE FIX　自然が最高の脳をつくる』の中で、偉人たちと歩くことについて、いくつか興味深い事例を紹介している。

たとえば、蒸気機関を改良して産業革命に貢献したジェームズ・ワット（1736～1819年）は、グラスゴーの緑地を歩いているときに、蒸気機関の改良案を思いついた、という。

発明家エジソンのライバルと言われ、交流電気方式の発明者として知られるニコラ・テスラ（1856〜1943年）もまた、ブダペストの公園で詩を朗唱しながら友人と歩いていたときに、とあるアイデアが浮かんだそうだ。[6] それこそが、交流電流を用いたモーターの設計図だった。交流電流を用いて上手く機能する実用的なモーターは、テスラがその数年後に完成させるまでは世の中に存在しなかった代物だ。

世界を変えるほどの、これらの世紀の発明は（それが1人の人物によるイノベーションだったかどうかは議論があるにせよ）、散歩中にそのアイデアが生まれていた、ということになる。

発明だけじゃない。世界に絶大な影響を与えてきた偉人たち――たとえばダーウィンもニーチェもカントも、日本では正岡子規や二宮尊徳なども散歩が好きだったことはよく知られているし、過去の偉人たちが残した発言の中には、明確に「歩くこと」の重要性について言及しているものが数多く存在する。いくつか例を紹介しよう。

6 見城尚志．モータの不思議と更なる可能性の探究　第一回　ニコラテスラ：沈む夕日から交流モータを発明．Nidec．2012年10月1日．

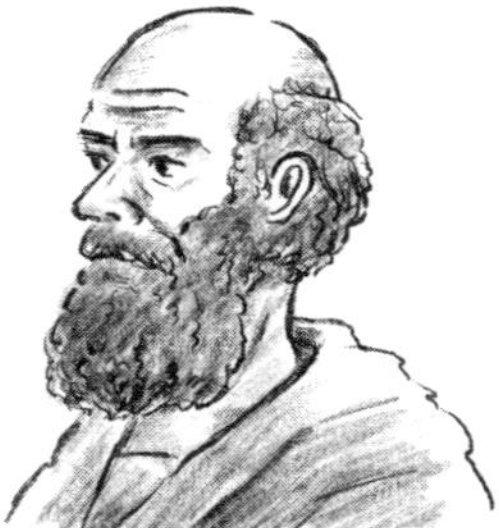

歩くことは
人間にとって
最良の薬である。

ヒポクラテス
（古代ギリシャの医者、紀元前460年）

特に食後には、必ず
数百歩歩くべきだ。
生命力が十分に
発揮されず、
身体が
弱くなってしまう。

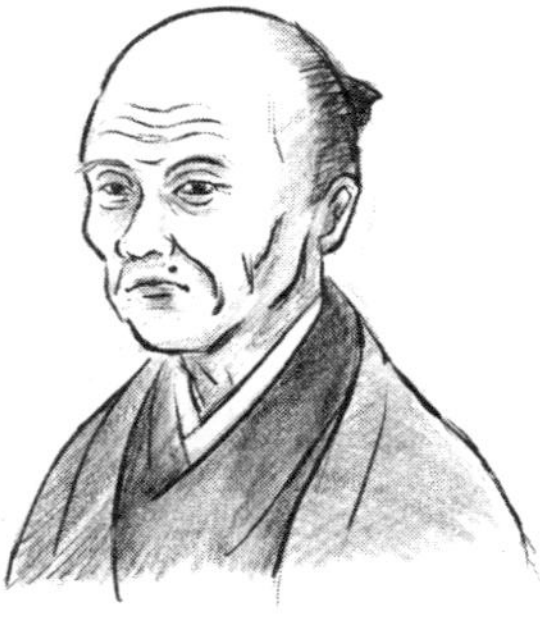

貝原益軒《かいばらえきけん》
（儒学者、1630～1714年）

散歩には、何かしら
私の思考を刺激し、
活気づけるものがある。

ジャン=ジャック・ルソー
（哲学者、1712〜1778年）

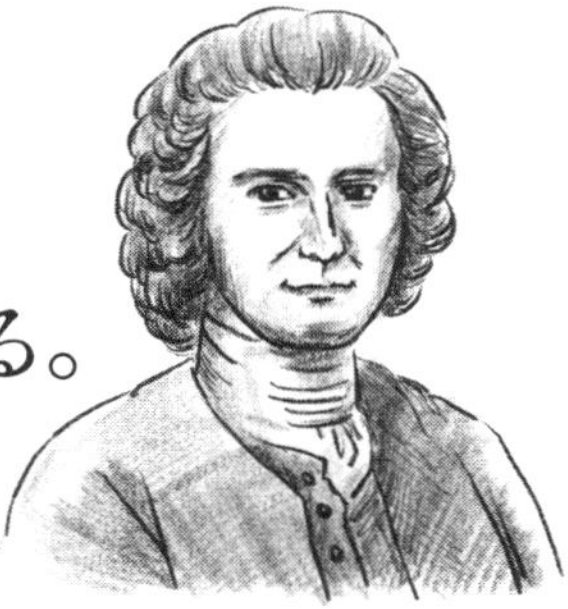

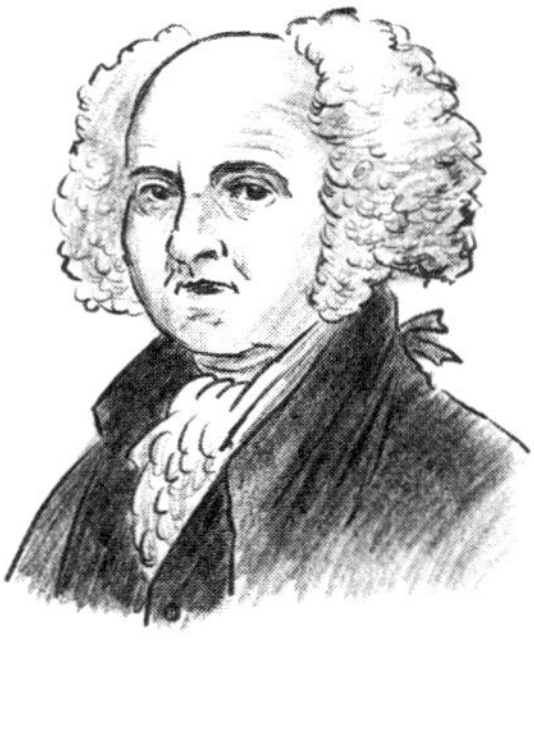

睡眠と歩くことは、
削ってはいけない。

ジョン・アダムズ
（アメリカ第二代大統領、1735〜1826年）

茂み、木々、森、草地、
岩の間を歩くことほど
幸せなことはない。

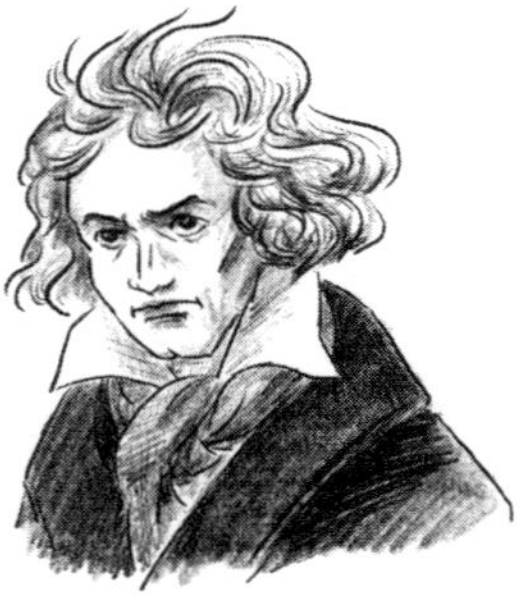

ルードヴィヒ・ヴァン・
ベートーヴェン
（作曲家、1770～1827年）

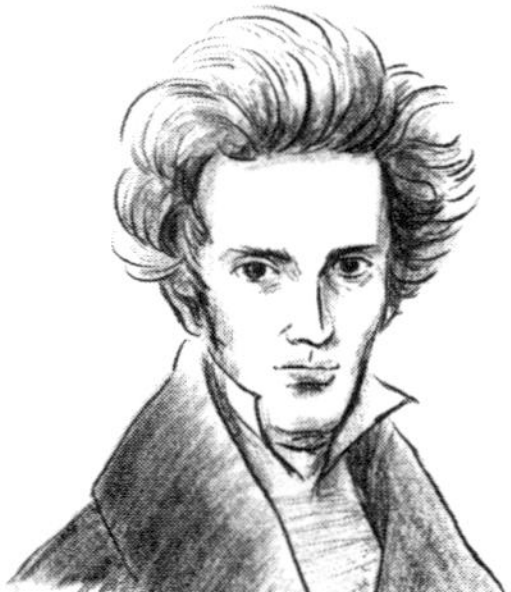

歩き続ければ、
すべては上手くいく。

セーレン・キルケゴール
（哲学者・思想家、1813～1855年）

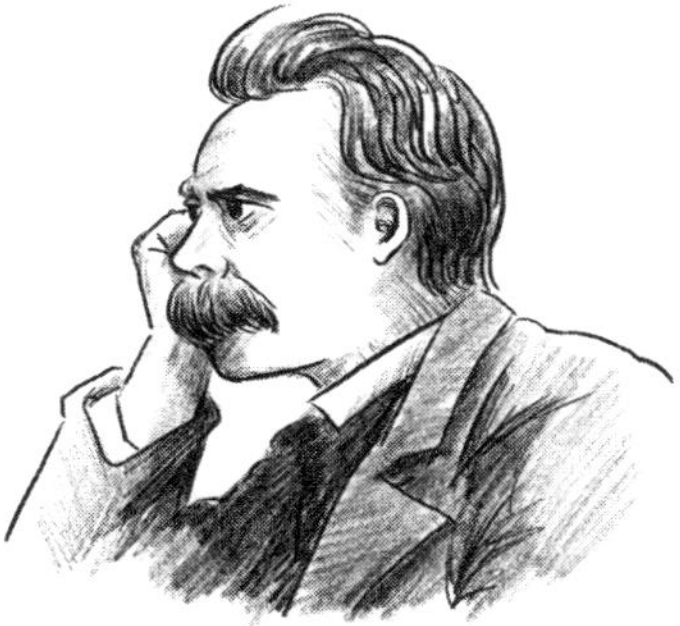

真に偉大な思想は
すべて、散歩中に
浮かんでくる。

フリードリヒ・ニーチェ
（哲学者、1844〜1900年）

我々は脳で考えて
いると思っているが、
私は足で考える。

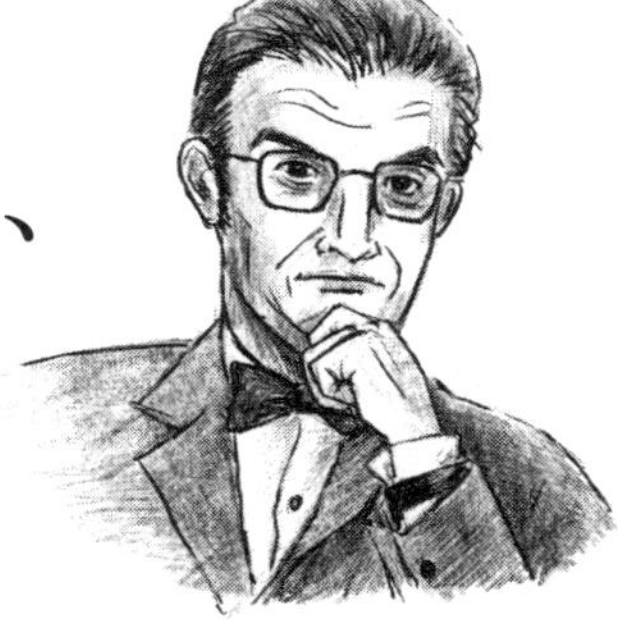

ジャック・ラカン
（哲学者・精神科医、1901〜1981年）

かくして偉人たちは、人間にとって、とりわけ人間が創造性を発揮することにおいて、歩くことの重要性に気づいていたのは間違いない。

では、そこに「科学的な根拠」はあるのだろうか。それは偉人たちの感覚だけではなく、歩くと実際に「脳が働き出す」のか。そうだとしたら、その裏側では、どんな仕組みが僕たちの身体の中で働いている？

僕の関心は、徐々にそのことに移っていった。

そしてどうやら現代の科学は、本当に「**歩くと脳が鍛えられる**」ということを示唆しているようだ。

歩くと脳は大きくなる

この10年ほどで、何百もの研究論文が、歩くことと脳の関係を解明しつつある。米ダートマス大学の人類学者ジェレミー・デシルヴァは、著書『直立二足歩行の人類史』において、こう指摘している。

> 歩行は脳を変化させる。しかも、歩行は創造性だけでなく記憶力にも影響を与える。

この「記憶力」に言及しているのは、デシルヴァだけではない。『脳を鍛えるには運動しかない！』の著者で、ハーバード大学医学大学院准教授のジョン・J・レイティであれ、ベストセラー『運動脳』を書いたスウェーデンの精神科医アンデシュ・

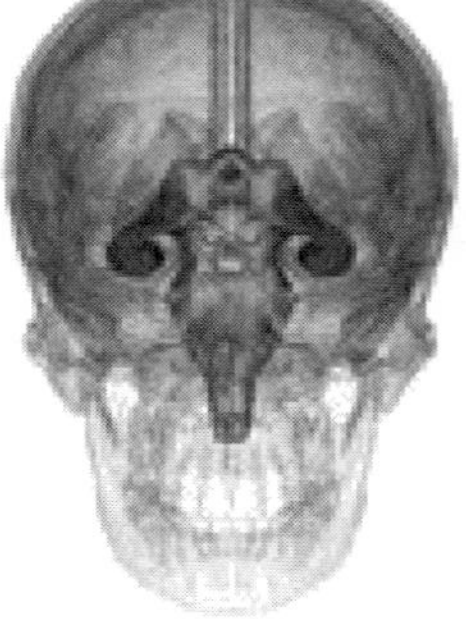

海馬(出所:“Anatomography” Life Science Databases(LSDB)CC BY-SA 2.1 JP)

ハンセンであれ、多くの研究者たちが近年の研究成果の中でも注目して世に紹介しているのは、脳における「海馬」、すなわち記憶や学習をつかさどる部位に関することだ。

この部位は、肉眼で見るとギリシャ神話に登場する海神ポセイドンがまたがる半馬半魚の怪物「海馬」(ヒッポカンポス)に似ている。ゆえに、かつてそう命名されたという。

海馬は、歳を重ねるごとに縮んでいくことがわかっている。そのペースは概ね《おおむ》毎年1~2%ほどだ。こうして僕たちの脳は、ものを思い出すのが難しくなってゆく。

ところが、よく歩くことで、この海馬の体積の減少ペースを抑えられるどころか、逆に鍛え抜かれて大きくなることが明らかになったのだ。[7]

その代表的な研究が、2011年にアメリカのイリノイ大学やピッツバーグ大学を中心とした研究チームによって発表された論文だ。研究者たちは、55歳から80歳までの120人の高齢者を対象に、1年間の運動介入実験を行った。被験者を2つのグループに分け、一方には週3回のウォーキングを、もう一方にはストレッチ体操をしてもらい、その効果を比較した。

ウォーキングプログラムは段階的に強度を上げていった。最初は10分間の歩行から始め、毎週5分ずつ時間を延ばしていき、7週目には40分間歩けることを目標とした。その後はプログラムの終了まで毎回40分間のウォーキングを継続した。運動強度は心

7　Kirk Erickson *et al.*,(2011). "Exercise training increases size of hippocampus and improves memory". *Proc Natl Acad Sci U S A.* 108(7), 3017-22.

拍数計を装着して管理し、各セッションの前後には準備運動とクールダウンのためのストレッチも約5分ずつ行われた。

結果は驚くべきものだった。ウォーキンググループの海馬は、なんと約2％も体積が増加したのである。対照的に、ストレッチグループの海馬は1・4％縮小していた。つまりこの2％増という数値は、加齢による自然な海馬縮小を防いだだけではなく、むしろ海馬を成長させる、**つまり1〜2歳も若返らせる効果があった**ということを意味している。

さらに興味深いのは、海馬の中でも特に「前部」で効果が顕著だったことだ。この部位は空間記憶の獲得に関わり、年齢とともに特に萎縮しやすい領域として知られている。研究チームは、実際の記憶力の向上も確認した。

そのメカニズムについても重要な発見があった。ウォーキングによって増加した海馬の体積は、血液中のＢＤＮＦ（脳由来神経栄養因子）と呼ばれる物質の増加と相関していた。BDNFは、いわば脳の栄養素のような物質で、先のジョン・J・レイティは「脳のスーパー栄養剤」と表現している。この栄養剤が海馬の中で作用して、新しい神経細胞（ニューロン）を作り出したり、既存の神経細胞の枝分かれを促《うなが》して成長させたりする働きがあることがわかっている。

近年では海馬は記憶機能だけではなく、感情機能もつかさどっていると考えられるようになった。また、脳で処理されるほとんどの情報が海馬に一旦送られるという。感情のバランスも、情報処理も、海馬が鍵を握っている。

僕たちが歩くと、その海馬で、みずみずしいニューロンが次々と誕生するのだ。僕たちの身体は、歩くことを前提にした設計を受け継いでいる——だからこそ、こうした神秘のメカニズムを経て、脳は自然と鍛えられ、健康な状態になるようにプログラムされているのかもしれない。

かつて老化による脳の衰えは、決して避けられないものと考えられてきた。脳の海馬研究を専門とする東京大学の久恒《ひさつね》辰博《たつひろ》は、「20世紀の間は、脳のニューロンは、大人になってからは誕生しないとずっと信じられてきた」と述べている。[8] しかし現代の科学による新たな発見は、加齢に伴う認知機能の低下が不可避ではないことを示している。

「15分以上のウォーキングを週3回取り入れると、アルツハイマー病の発症率を35〜40％抑えられるようだ」と久恒は言う。歩くという行為は紛《まぎ》れもなく、これまでの常識を覆しつつあるほどのパワーを秘めている。

スタンフォードの「歩く実験」

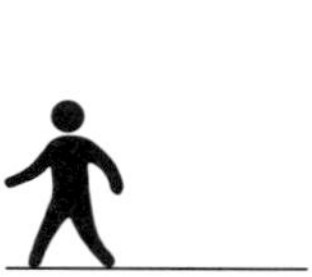

そんなわけで、どうやら人間の脳は歩くことで鍛えられ、アイデアが降りてくるようだ。偉人たちが気づいていたように。

しかし僕たちは実際に、歩くとクリエイティブになるのだろうか？　歩いて脳を鍛え上げることが、本当に創造性の向上につながっているのか？

同じような疑問を抱いた研究者たちが近年、このこともまた証明している。それが、米スタンフォード大学が２０１４年に実施した実験だ。[9] あらゆる文献で頻繁に引用されている、おそらくこの分野における最も著名な研究成果である。[10]

この実験の規模は、参加者にして１７６人の学生たち。内容は、椅子に座りながら、その後で今度は（屋内のルームランナーで）歩きながら、ありふれた道具のクリエイティブな使い方をできるだけリストアップする、というものだ。

ありふれた道具とは、たとえばボタンやタイヤなど。具体的には、「ボタンの新しい使用方法を考える」というお題が出される。そして、イヤリングとして使う、本のしおりとして使う、ボードゲームの駒として使う、といったふうにアイデアを出して

---

8 久恒辰博．なぜ、歩くと脳は老いにくいのか．ＰＨＰ研究所．２０１０．

9 Stanford University. (2014). “Stanford study finds walking improves creativity”. Stanford Report.

10 Gretchen Reynolds. (2014, April 30). “Want to Be More Creative? Take a Walk”. *The New York Times*.

いく。

そのアイデアの数自体が創造性スコアの1つの指標として用いられ、さらには一つ一つのアイデアの新規性・独自性についても、それぞれ0～5点で採点される。たとえば、ボタンをイヤリングとして使うというアイデアなら、実際に使うことができるし、かつ独創的とみなされて、4点とハイスコア、といった具合だ。

さて、その実験結果である。

なんと本当に、歩行中の創造性スコアのほうが、座っているときのそれよりも、平均60%も高かった（図1）。しかも、81%の学生で、見事にスコアが上昇したのである。

ちなみにこの実験、創造性テストだけではなく、「数学的思考で正解を求めるテスト」も行って比較しているのがまたユニークだ。つまり、「1つの正解を求める課題」である。そしてその場合は、座った状態のほうがスコアが高かった、という結果になったのだから面白い。

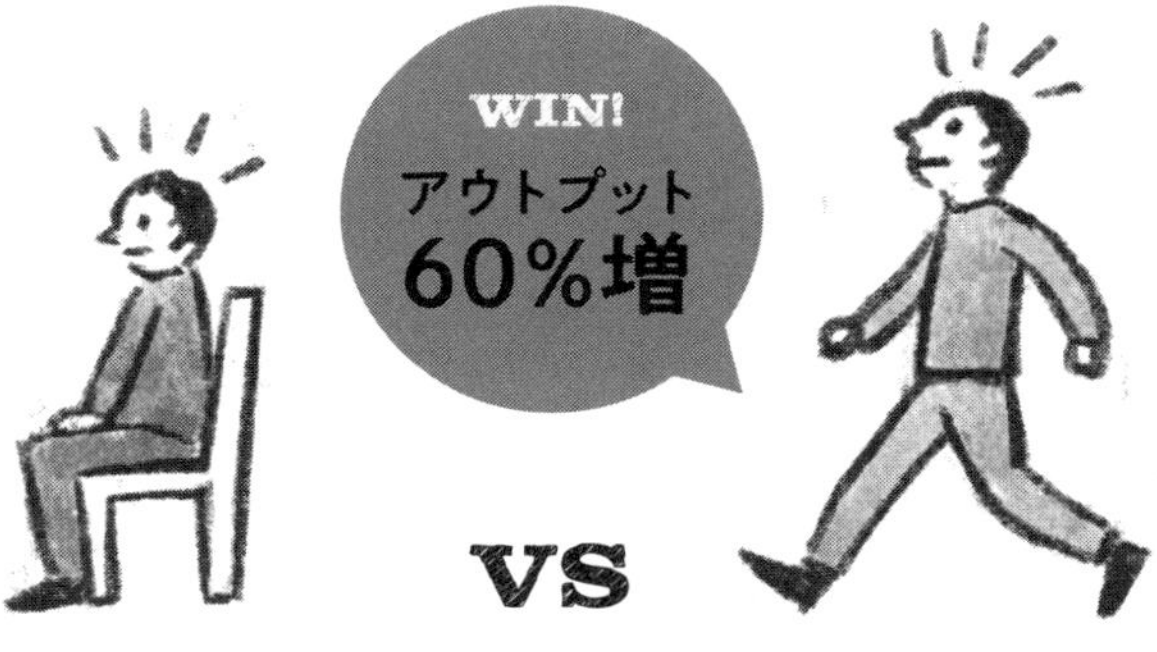

歩いているときの方が、60%もスコアが高かった

図1. スタンフォード大学の2014年の論文

逆に言えば、歩くことは、既存の枠にはまらない、**発散的な思考力を高めることにこそ効果がある**、ということになる。

「アイデアに足を与えよう：歩行が創造的思考に与えるポジティブな効果」（Give Your Ideas Some Legs: The Positive Effect of Walking on Creative Thinking）

そう題されたこの研究[11]の主は、スタンフォード大学教育大学院教授のダニエ

11 Marily Oppezzo, Daniel L. Schwartz. (2014). "Give Your Ideas Some Legs: The Positive Effect of Walking on Creative Thinking". *Journal of Experimental Psychology*. 40(4), 1142-52.

ル・シュワルツと、当時の大学院生だったマリリー・オペッツォの2人だ。

2人は、自分たち自身の「散歩中の会話」が、創造的なアイデアを生み出すきっかけとなっていることにはたと気づき[12]、これを実験的に確認することを考えた。というのも、歩行と創造性の関係については、先述の通り、過去の作家や哲学者たちの「逸話」としてはよく知られていたが、科学的な根拠はそれまで乏しかったからだ。ゆえに、この分野を体系的に調査しようとしたわけだ。

アメリカ心理学会（American Psychological Association）が発行する、実験心理学分野の主要な学術ジャーナルの1つである「Journal of Experimental Psychology」にこの論文が掲載されたとき、2人は次のように結論付けている。

歩くことで、アイデアは自由に湧き出るようになります。

歩行は、創造性を高めるという目標に対する、シンプルかつ強固な解決策です。

もっともこの論文では、なぜ歩くことが創造性を高めるのか、その具体的なメカニズムまでは研究対象にしていない。それ以外のエビデンスも調べてみたが、いずれも仮説にとどまっている。それほど脳内メカニズムは複雑で、脳科学が発展途上ということでもある。

なお、その仮説として、この2人の論文では、歩行が気分を向上させることで発散的思考が促されやすいことや、リラックスすることで普段は忘れていた情報やアイデアが思い出しやすくなり、脳の経路が活性化することなどが示されている。

とはいえ、創造力が高まるという結論だけは確かなようだ。

そして面白いのは、この実験が行われたスタンフォード大学といえば、カリフォルニア州シリコンバレーに位置し、まさにアップルやメタといったテック企業や、スタートアップの集積地でもあることだ。

だからなのだろうか。あるいは、ジョブズが実践していたことがあまりにも広く知

―12 Julia Savacool. (2014). "Think on your feet: Walking boosts creativity". USA TODAY.

れ渡っているからなのだろうか。テック界では、どうも歩くことの重要性が習慣として浸透しているようなのだ。

歩行とクリエイティビティの関係

はっきりと、この歩行とクリエイティビティの関係について、テック界で実感している人物がいる。シリコンバレーの伝説的アクセラレーター、Ｙコンビネーターの共同設立者であるポール・グレアムだ。

彼は、スタートアップのエコシステムにおいて、シリコンバレーにかぎらず世界的に影響力の高い人物だ。著名なコンピュータ科学者として多くのプログラマーやエンジニアから絶大な信頼を集め、かつ洞察力に富むエッセイストとしても知られ、数多くの起業家が彼の著作を参考にしている。特によく知られるのは、起業家精神を説いた記事「How to Start a Startup」、創業者が組織に深く関与すべきと指南する「Founder

Mode』、あるいは著書『ハッカーと画家』は今も読まれる名著だ。

そのグレアムが、実は「歩くこと」について、X上でこう述べている。

私がこれまで書いてきたエッセイの多くは、おそらくほとんどの場合、歩きながら考えたことから始まっているし、Yコンビネーターのオフィスアワーのデフォルトは、創業者たちと散歩することでした。

Yコンビネーター自体、散歩しているときに、始めることを決めました。

グレアムが共同創業したYコンビネーターは、平たく言えば超トップ起業家の養成スクールである。最近では、若かりしころにここの門を叩いてグレアムの薫陶《くんとう》を受け、最終的にはグレアムからYコンビネーターのCEOを引き継いだ人物こそが、後にイーロン・マスクらとOpenAIを創業してChatGPTを生み出したサム・アルトマンだ。

このほか、実際に成功したスタートアップには、民泊サービスを世界中に広めたAirbnb（エアビーアンドビー）、決済サービスの雄Stripe（ストライプ）、暗号通貨の世界的プラットフォームCoinbase（コインベース）、ソーシャルニュースサイトReddit（レディット）等々、ビッグネームは枚挙にいとまがない。[13] これほど世界にインパクトを与えたスタートアップや起業家たちの成長を加速させてきた、そのインキュベーションの仕組み自体が、歩いていたときに降ってきたアイデアだった、というのである。

ちなみにグレアムは最近、「How to Do Great Work」（素晴らしい仕事をするには）というエッセイの中でも、集中、リラックス、思考、発想のための歩行の重要性を繰り返し述べていて、歩いて通勤できるともう完璧、と言い切っている。さらにアメリカの著名な作家や著者たちの日常的な習慣を紹介するメディア「Writing Routines」のインタビューでは、エッセイなどの文章が書けないときの解決策もまた、歩くことだと話している[14]ほどだ。

次に何を書くかを考える方法は、歩くことです。

オフィスの周りを歩き回るだけで十分なときもあれば、外に出て散歩をしなければならないときもあります。

彼のこうしたエッセイが広く影響していることもあるのだろうか。シリコンバレーでは、とある工夫が、日常茶飯事のカルチャーとして半ば根付いているのだという。それが「**ウォーキングミーティング**」だ。

ウォーキングミーティングという方法

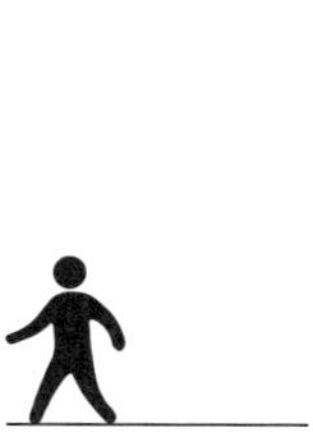

先のスタンフォードの実験結果が世に示されたのと時を同じくして、アメリカでは

13 Yコンビネーターのウェブサイトにある「Startup Directory」で彼らの投資先一覧が確認できる

14 Writing Routines. "Legendary Technologist And Essayist Paul Graham On Walking Into Ideas, The Test Of Good Writing, And Becoming A Connoisseur Of Bad Writing".

ウォーキングミーティングの有用性がやけに謳《うた》われるようになった。そして、ジョブズやザッカーバーグの他、ツイッター（現X）の共同創業者ジャック・ドーシーなどが実践者として頻繁に紹介されたのもこのころだ。

ジャックには「ガンジー散歩」と呼ばれる儀式がある。これは、ジャックが創業したもう一つの決済サービスカンパニー、Square（現Block）の新入社員を、米サンフランシスコにあるガンジーの銅像をスタート地点にした散歩に連れ出し、本社まで歩きながら自分たちの指針について議論する、というものだ。

これが1週間の中で最高の楽しみだ、とジャックはX上で述べている。

このほか、米ハフィントンポストは、ビジネス特化型SNSを展開する米リンクトイン社の興味深いケースを紹介している。[15] スタンフォードの実験結果が公表された翌年の2015年のことだ。

エンジニアリング担当副社長（当時）のイゴール・ペリシッチによれば、リンクトインの検索機能の問題を解決するために、ホワイトボードがある会議室で何時間も議

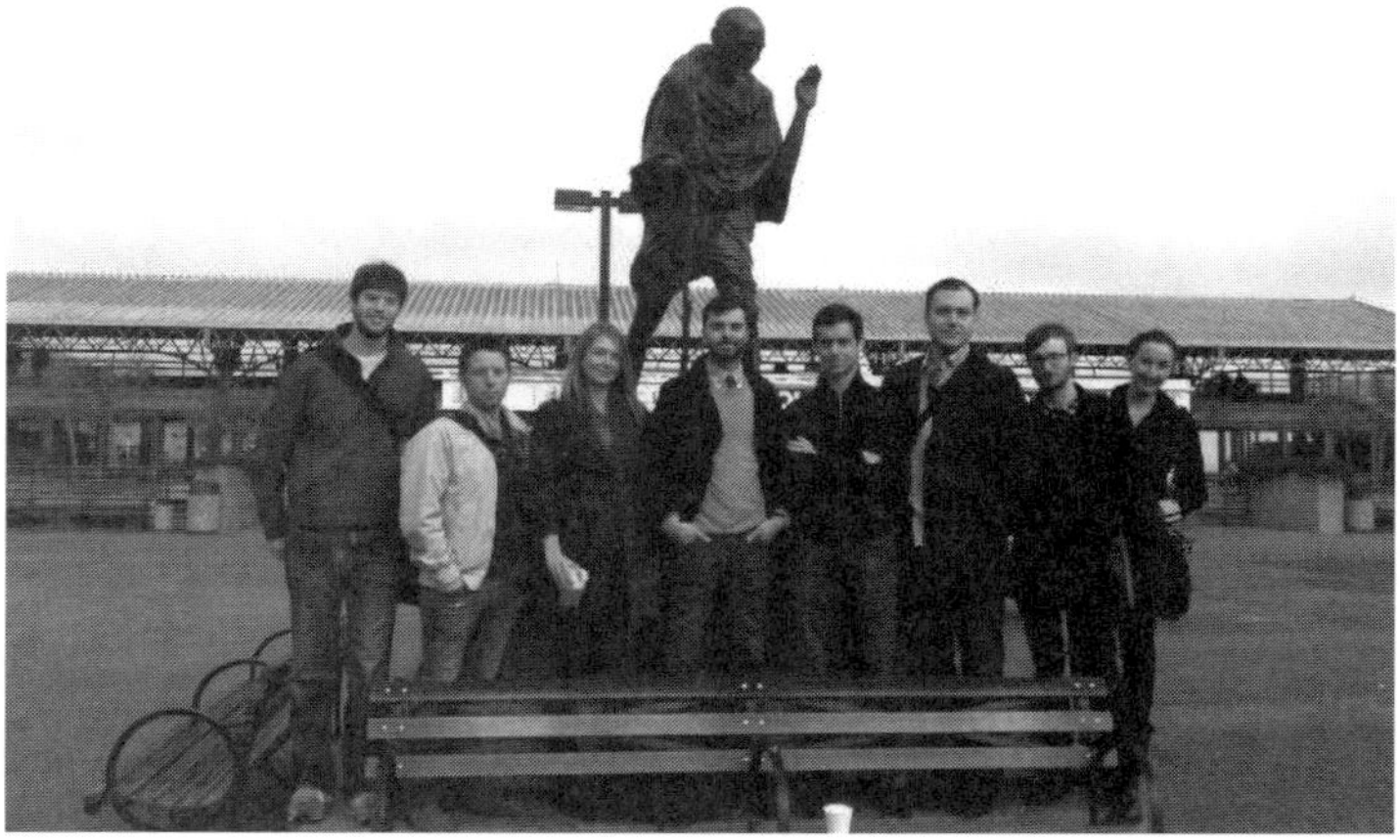

ガンジー銅像前に集まるSquare社員とジャック（写真：ジャック・ドーシーのXより）

論したが、解決策が見つからなかった。そこで全員で散歩に出かけて続きを話したところ、家に戻ったあとで、ついにソリューションのアイデアが降ってきた。

実はこの話、まさにスタンフォードの「歩く実験」の結果とも整合する。というのも、先のスタンフォードの実験には続きがある。歩いたあとで「座ったとしても、その創造性アップの効果が持続するのか」を検証しているからだ。そしてご想像の通り、歩いたあとで座ったとき

15 Emily Peck. (2015 Apr 9). "Why Walking Meetings Can Be Better Than Sitting Meetings." *HUFFPOST*.

の創造性スコアは、歩いているときほどではないにせよ、座ったままのときよりも高い値を叩き出したのである。

同社ではもともと、急成長していた創業初期に、人が多い割に会議スペースが足りず会議室の予約が大変だったことから、ウォーキングミーティングというスタイルが根付いていったのだという。スタートアップ界隈《かいわい》では実にリアリティのある話だろう。特に採用を加速させるフェーズでは、オフィススペースの拡大が追いつかないのである(NewsPicksでもよくある話だった)。

そして、いまではリンクトインの社員たちは、自転車専用の道を散歩しながら1on1をよく行っているという。その道は一周歩くのに20~25分ほどかかるため、30分の1on1に最適なのだ。

このように、ウォーキングミーティングは、創造力が高まることもさることながら、米国においては運動不足の解消という意味でも理に適《かな》っているとみなされて浸透していったのだろう(米国における肥満の社会問題化は日本の比ではない)。

面白いのは、アイコンタクトも少ないために堅苦しさもなくなり、会話が弾む、という細かな事例も紹介されていたことだ。ペリシッチは、テーブルを挟んで向かい合う従来型の会議について「校長室にいるような気分になる」とも述べている。要するに硬い空気がクリエイティビティを阻害していると言いたかったのだろう。もっとも、立場的にはペリシッチが校長先生側のことが多いような気もするが。

ところで、米ハーバード・ビジネス・レビューもまた、**「正しいウォーキングミーティングの方法」**(How to Do Walking Meetings Right) という記事を公開している。これも2015年のことだ。その中には、メタがなぜトレイルを新本社の屋上に作ったのかについての、僕の仮説に近しいことが書かれていた。

いわく、米国の社会人約150人を対象に、ウォーキングミーティングと仕事の習慣についてアンケート調査を実施したところ、ウォーキングミーティングに参加している人は、そうではない人に比べて、クリエイティブな仕事ができていると回答する率が5・25%高いことがわかったという。また、ウォーキングミーティングに参加している人は、8・5%も高い水準のエンゲージメントを報告する傾向もあったそうだ。

同記事は、医学博士の指摘も引用しながら、「創造性とエンゲージメントを適度に高めるには、ウォーキングミーティングほど安上がりな方法はない」と結論付けている。メタもここに投資した、という仮説は立てうるのだ。

脳をリラックスさせる

先のスタンフォードの「歩く実験」そのものに視点を戻そう。というのも、この実験にはさらに続きがある。室内のウォーキングマシンを歩いたグループより、屋外を歩いたグループの創造性スコアのほうが、さらに高かったのだ。

そして、面白いことに、屋外の中でも、人工的な都市の中を歩くより、「自然の中」を歩くともっといい、という話がある。ここからはスタンフォードの実験の範囲

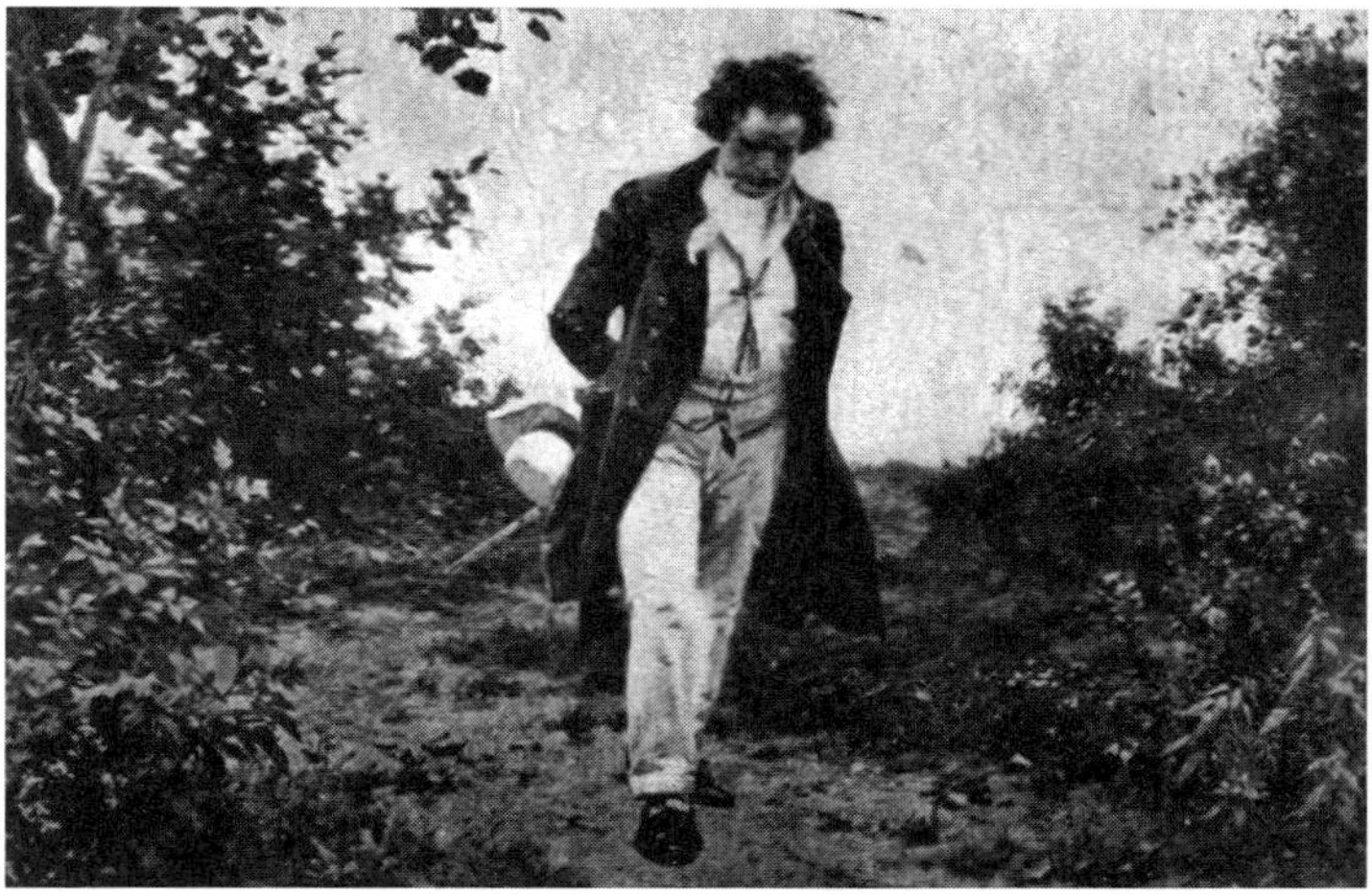

自然を歩くベートーヴェン（写真：Michael Martin Sypniewski, Public Domain, Wikimedia Commons）

を超えていく。

過去の偉人に、それを体現していた興味深い人物がいる。ウィーンの森を好んで歩いたベートーヴェンである。『田園交響曲』は、自然の中を歩きながら作曲した[16]という。

アイデアは呼ばれることなくやってくる。森の中を歩いているときに。

ベートーヴェンは毎日午後に歩くのを

16 National Environmental Treasure. (2019). "Beethoven's Symphonic Homage to Nature".

習慣にしていた。彼の場合は、後に持病の悪化や聴力の喪失を経験しているが、自然の中での長時間の散歩が、精神的な癒やしや健康の維持にも役立つと考えていたようだ。それは単なるリフレッシュの方法としてだけではなく、創作活動の一貫だった、というところが面白い。

ではなぜ、自然の中を歩くと「もっといい」のか。実は近年、世界中のメディアがその理由を求めて、取材に殺到している先が、ここ日本にある。

千葉大学の自然セラピー学研究室。ウォール・ストリート・ジャーナル紙、ブラジル国営テレビ、タイム誌、ナショナルジオグラフィック、ワシントン・ポスト紙、フランス国営テレビ……文字通り世界中のメディアが取材に訪れている。そして僕もまた、この地を訪れた。

その研究室の主は、宮崎良文《みやざきよしふみ》・名誉教授と池井晴美《いけいはるみ》・准教授。彼らは２００４年から２０１８年の15年にわたって実施した実験から、都市歩行よりも森林歩行をした人のほうがストレスが低下することを解明した。[17]

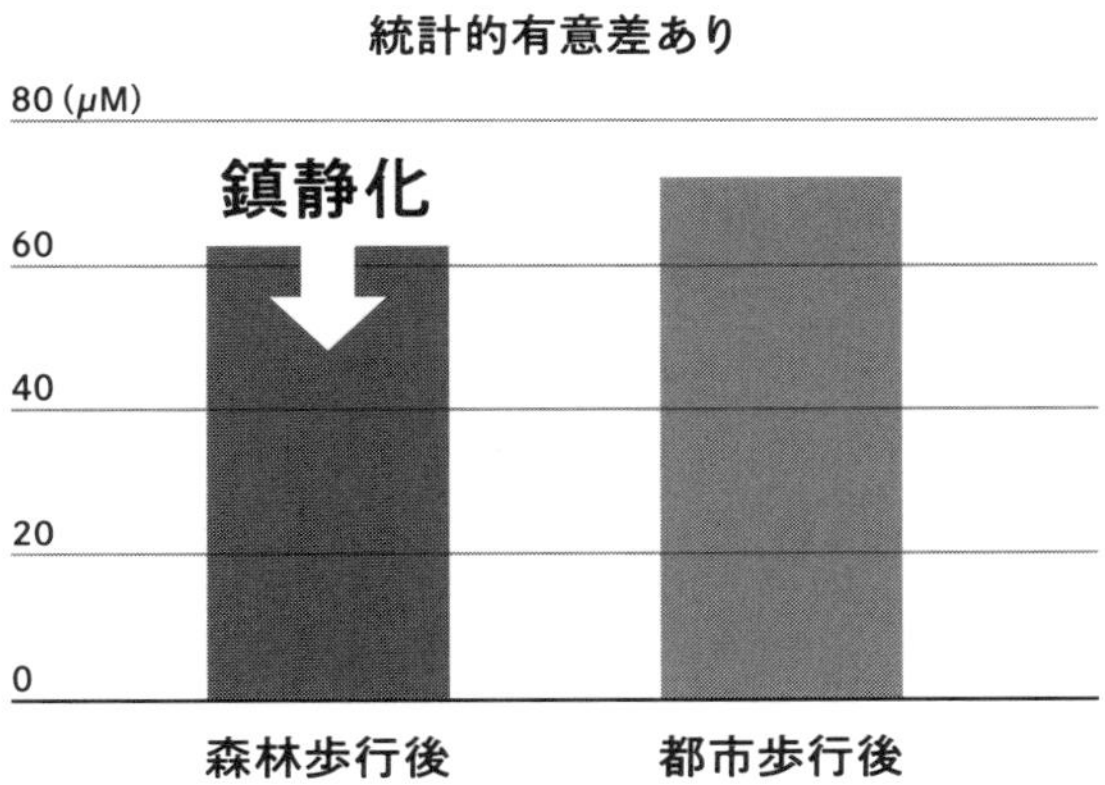

図2. 歩行後の脳前頭前野の活動(Park BJ, Miyazaki Y *et al.* (2007). "Physiological Effects of Shinrin-yoku (Taking in the Atmosphere of the Forest) — Using Salivary Cortisol and Cerebral Activity as Indicators—". *J Physiol Anthropol.* 26(2), 123-128. をもとに著者作成).

より大事なのは、改善したのはストレスレベルだけではなかったことだ。脳の前頭前野活動が鎮静化した、というのだ。

「脳は働かせたほうがよい、という考え方が現代では蔓延《まんえん》していますが、間違いです」

---

17 Hiromitsu Kobayashi, Chorong Song, Harumi Ikei, Bum-Jin Park, Takahide Kagawa, Yoshifumi Miyazaki. (2019) "Combined Effect of Walking and Forest Environment on Salivary Cortisol Concentration". *Frontiers in Public Health.*, Hiromitsu Kobayashi, Chorong Song, Harumi Ikei, Bum-Jin Park, Juyoung Lee, Takahide Kagawa, Yoshifumi Miyazaki. (2018). "Forest Walking Affects Autonomic Nervous Activity: A Population-Based Study". *Frontiers in Public Health.*

と宮崎教授は言う。

この微妙なニュアンスはかなり重要だ。というのも僕は当初、「なぜ、歩くと脳が働き出すのか？」という疑問を抱いていたからだ。だが、この問いの立て方自体がズレている可能性がある。


現代人の脳は、むしろ常に強い覚醒・ストレス状態にあり、「そもそも働きすぎている」というのが、宮崎教授が言いたかったことだ。そして、そうした現代人が自然に触れると、人としての本来あるべき姿に戻るのだ――と。逆にいえば、僕たちは普段、どうやって脳を効率よく働かせるか、ということばかりを考えすぎているのかもしれない。実際にはそれよりも、本来はリラックスさせることのほうが求められているのだ。

かくしてシンリンヨク（森林浴）という日本独自の概念が１９８２年に林野庁長官（当時）の秋山智英《あきやまともひで》によって提唱されて以降、この単語がそのまま世界でも通じるグローバルスタンダードへと相成った源流には、実は宮崎らのこうした長年にわたる研究があったのである。

『山のメディスン』の著者で医師の稲葉俊郎《いなばとしろう》もまた、同じようなことを僕に語った。稲葉は、東京大学医学部附属病院で十数年にわたり、循環器内科医として心臓を専門に診療に携わってきた。だが、局所的な医療に限界を感じ、いまの人間界を俯瞰《ふかん》して見る時間を作るべく総合診療科へ転科して、現在は軽井沢病院院長として日々患者たちと向き合っている。その稲葉いわく、普段、人間は複雑なことを考え、頭が主導権を握っている。しかし山を歩くと全身を使い、身体優位へとシフトすることで、「日ごろ余裕のなかった頭が空っぽになるのです」。それは「脳が働く」というよりは、脳がクリアになることで、思考がすーっと整理されるということなのかもしれない。

そしてこれはおそらく、僕自身が定期的に山に入るようになった理由の一つでもあった。稲葉の言葉をそのまま借りるなら、パソコンと向き合う日々は、頭と手ばかりが優位になる。そこから足や全身優位へと強制的にシフトして、なんとか身体のバランスを取り戻そうとしていたのだ。

あるいは、日々の悩みから解かれていく、ということもあるのだろう。

僕たちは普段、人間のみが生息する人工的な世界だけを生きている。しかしそれは本来、生態系を考えれば実に不自然であり、現実の地球上には自然界や生類の世界も存在する……ということがわかると（ということを忘れている弊害でもあるわけだが）、「職場や学校で苦しんでいる人たちが、みるみる改善していく」のを、稲葉は医師として実際に目の当たりにしてきた。エビデンスに頼るだけの医療に疑問を抱いてきた稲葉はいま、自然の力を確かに実感している。

果たして自然と隔絶した生活を続けてきた僕たちは、自然から得られる幸福という名の恩恵を、いつしか「過小評価」するようになっている——米心理学者のエリザベス・ニスベットは自身の研究論文で、そう結論付けている。[18] このことは、Step6（第6章）で追求していこう。

僕もまた、幼少期には当たり前だった自然との触れ合いを、いつしか長い都市生活で失っていた。だから地球や自然の変調も、日々の暑さと報道される数字でしか理解できていなかった。けれど山に通うようになり、その圧倒的な存在を体感するうちに、自分なりの気候変動への向き合い方が見えてきた。だから今、環境問題への取り組みや、グリーンビジネスの潮流が下火になっていくのだとしたら、その根本的な理由もここにあるのだろう、と思っている。

豊かな都市生活へと移行した僕たちは、集団として、もはや自然の記憶を失いつつあるのだから。

---

18 Elizabeth K. Nisbet, John M. Zelenski. (2011). "Underestimating Nearby Nature: Affective Forecasting Errors Obscure the Happy Path to Sustainability". *Psychol Sci.* 22(9), 1101-6.

マジで人生が変わる：創造性を高める習慣

脳を健康に保ち、創造性を高める方法を、本文で紹介した論文たちを基にまとめておこう。

① 歩きながらアイデアを考える

座って考えるより、歩くことで創造的なアイデアが増す。屋内でもいいが、外を歩くほうが視覚的な刺激も加わってアイデアの幅が広がるかもしれない。作業に行き詰まったり、新しい発想が必要になったりしたときには、短時間でも外を歩くのが最もいい。

② 週に3回、40分のウォーキングを習慣化する

記憶力を向上させるには、週に3回、1回当たり40分程度のウォーキングが有効だ。加齢による脳の萎縮を軽減するどころか若返るのだから。そして、これはかりは長期間継続しないと意味がない。通勤途中に歩くルートを検討してみよう。

車で通勤しているなら電車にする、一駅分は歩く、といった工夫を取り入れるといい。

③ 定期的に自然の中を歩く

ストレスを大幅に軽減し、かつ自律神経を安定させるには、森林浴が最高の薬だということもわかった。週末にちょっと自然の中へと足を運んで歩くだけでリラックスして脳が冴えるのだ。だらだら家で休むより生産的で、1週間の仕事もはかどるに違いない。

「低山ハイク」に関する書籍やガイドブックは充実している。いわゆる登山ではなく、のんびり歩ける道を案内してくれているから、近所で探してみると良い。

Step 2
身体のこと

ホモ・セデンタリウス —— 座る人類

私には二人の主治医がいる。私の左足と右足だ。

—— ジョージ・マコーリー・トレヴェリアン（歴史学者）

歩くことの5つの効果

「1日1万歩歩こう」「正しい歩き方のポイント」「健康なヒトはみんな歩いている」

歩くと脳が鍛えられるし、創造力も高まるという効果は、いまも昔も等しく強調されてしかるべきものだ。一方で、歩くことの効果はそれだけではなく、より喧伝《けんでん》され続けているものがある。

それが、歩くと「健康によい」ことである。

このことは数多くのエビデンスが証明しているし、めっきり歩かなくなったという問題意識や罪悪感を人々が持ち続ける限り、雑誌のカバーを何度も飾り続けるであろうテーマだ。

歩けば血糖値も血圧も下がるし、要するに長生きする。それらの効果を証明した論文たちを紹介し始めたらきりがない。とはいえ、避けて通れないテーマではあり、取材を基に主要な論文の中から5つの効果をピックアップしてみた。ざっとこれくらい知っておけば、動物として「歩かないとまずい」と思えるだろう。

①歩くと、血糖値や血圧が下がる

長時間の座位を20分ごとに軽いウォーキングで中断するだけで、食後の血糖値やインスリンレベルが大幅に低下することが明らかになっている（66ページ）。

さらに血糖値だけではなく、**血圧も下がる**ことがわかっている。[1] 週150分の歩行を3カ月継続するだけで、それは達成されるという。

---

1 Lee LL, Watson MC, Mulvaney CA, Tsai CC, Lo SF. (2010). "The effect of walking intervention on blood pressure control: a systematic review". *Int J Nurs Stud*. 47(12), 1545-61.

論文タイトル	**長時間の座位を短時間の軽い運動で区切ることの2型糖尿病における効果** Benefits for Type 2 Diabetes of Interrupting Prolonged Sitting With Brief Bouts of Light Walking or Simple Resistance Activities
掲載ジャーナル	Diabetes Care
著者	Paddy C. Dempsey, Robyn N. Larsen, Parneet Sethi, Julian W. Sacre, Nora E. Straznicky, Neale D. Cohen, Ester Cerin, Gavin W. Lambert, Neville Owen, Bronwyn A. Kingwell, David W. Dunstan
掲載日	2016年4月13日
実験場所	オーストラリア、Baker IDI Heart and Diabetes Institute
研究内容	座位の長時間持続による健康リスクを、軽い運動(ウォーキングまたはレジスタンス運動)で中断することで低減できるかどうかを評価。24人の2型糖尿病の非活動的な肥満・過体重の成人を対象に、3つの条件(座位の継続、30分ごとの3分間のウォーキング、30分ごとの3分間のレジスタンス運動)を試行。その結果、座位に比べ、いずれの運動も血糖、インスリン、Cペプチドの増加領域(iAUC)を有意に減少させることが確認された。

②歩くと、長生きする

歩くと、人間は長生きすることもわかっている。それは文字通り、寿命を延ばすということだ。

たとえば、**週150分のウォーキング（中程度から強度の余暇の身体活動に相当）を行う人は、運動をしない人に比べて、平均して3・4～4・5年の寿命延命が見込まれる**ことがわかったという研究がある（68ページ）。

また、ヨーロッパの研究では、**毎日20分の散歩（中程度の運動）をすると、肥満の有無にかかわらず、身体活動がまったくない人と比較して、全ての原因による死亡リスクが低下する**ことが示されている（69ページ）。

論文タイトル	**中〜高強度の運動と死亡率の関係：大規模な複数集団の分析** Leisure time physical activity of moderate to vigorous intensity and mortality: a large pooled cohort analysis
掲載ジャーナル	PLoS Medicine
著者	Steven C. Moore, Alpa V. Patel, Charles E. Matthews, 他多数
掲載日	2012年11月6日
実験場所	アメリカ合衆国、国立癌研究所、および参加した6つのコホート研究（特定集団を長期間追跡した観察研究）
研究内容	65万4827人の参加者を対象に余暇の身体活動と死亡率の関係を分析し、中程度から強度の身体活動が全死因死亡率の低下と関連することを確認した。特に、40歳以上の人々において、身体活動レベルが高いほど寿命が延びる傾向が見られたが、適度な運動でも顕著な延命効果が確認された

論文タイトル	**ヨーロッパ人の全身・腹部の肥満の程度による運動と死亡リスクの関係** Physical activity and all-cause mortality across levels of overall and abdominal adiposity in European men and women: the European Prospective Investigation into Cancer and Nutrition Study (EPIC)
掲載ジャーナル	The American Journal of Clinical Nutrition
著者	Ulf Ekelund, Heather A Ward, Teresa Norat, 他多数
掲載日	2015年3月
実験場所	欧州の10カ国
研究内容	33万4161人を対象にしたEPIC研究では、BMIや腹部肥満に関係なく、中程度の身体活動が全死亡率の低下に関連していることを示した。まったく運動しない人に比べて、わずかな運動でも死亡リスクが16〜30%減少することが確認された

③歩くと、がんや心疾患リスクが下がる

毎日歩くと、特定の種類のがんや心疾患リスクを低下させることもわかっている。

たとえばアメリカの研究では、**定期的な歩行や他の運動が、閉経後の女性の乳がんリスクを低下させる**ことが示された。具体的には、週7時間以上の歩行で乳がんリスクが14%低下した（71ページ）。

これもまたアメリカの研究で、**全体的な身体活動、ランニング、ウェイトトレーニング、ウォーキングは、それぞれ冠状動脈疾患のリスク軽減に関連**し、特に高強度の運動は大きなリスク低減効果が確認された。

歩くペースも重要で、速いペース（**時速4・8〜6・4km**）**で歩くことは、総運動量にかかわらず冠状動脈疾患リスクを低下させる**ことが示されている（72ページ）。

論文タイトル	**運動と座っている時間が閉経後の乳がんリスクに与える影響** Recreational physical activity and leisure-time sitting in relation to postmenopausal breast cancer risk
掲載ジャーナル	Cancer Epidemiology Biomarkers & Prevention
著者	Janet S. Hildebrand, Susan M. Gapstur, Peter T. Campbell, Mia M. Gaudet, Alpa V. Patel
掲載日	2013年10月
実験場所	アメリカ合衆国
研究内容	7万3615人の閉経後女性を対象に、レクリエーションとしての身体活動(特に歩行)と座位時間が乳がんリスクに与える影響を調査。最も活動的な女性は、最も活動的でない女性に比べて乳がんリスクが25%低く、週に7時間以上歩く女性はリスクが14%低いことが示された。

論文タイトル	**男性の心臓病リスクに関連する運動の種類と強さの研究** Exercise type and intensity in relation to coronary heart disease in men
掲載ジャーナル	JAMA (The Journal of the American Medical Association)
著者	Mihaela Tanasescu, Michael F. Leitzmann, Eric B. Rimm, Walter C. Willett, Meir J. Stampfer, Frank B. Hu
掲載日	2002年10月23日
実験場所	アメリカ合衆国のHealth Professionals' Follow-up Study(医療専門職追跡調査)
研究内容	1986〜1998年までの4万4452人の男性を対象に、身体活動の量、種類、強度と冠状動脈疾患リスクの関連を調査。特に速歩(時速4.8〜6.4km)が有効で、毎日30分以上の速歩でリスクが18%減少。ランニングやウェイトトレーニングなども有効で、総合的な身体活動が冠状動脈疾患の予防に重要であることが確認された

④歩くと、不眠が改善し、ストレスも減る

歩くと不眠も改善する。日本の研究では、運動習慣のない健康な働く人々にとって、**ウォーキングは入眠時間を短縮し、総睡眠時間を増加させる可能性があること**が示唆されている（74ページ）。

そして、**ストレスホルモンであるコルチゾールの血中濃度を下げることで、ストレスをも和らげる。**ゆっくり歩くと、その分、コルチゾールは少し減少する。一方、速いペースで歩くと適度なストレスが与えられてコルチゾールは上昇するが、終了後に通常状態に戻り、身体がリラックスした状態になる。こうしてコルチゾールの分泌を適度に刺激することが、ストレス管理や気分改善に役立つというわけだ（75ページ）。

論文タイトル	**ウォーキングは睡眠の質の実感を改善するか？　日本企業での実践的研究** Does subjective sleep quality improve by a walking intervention? A real-world study in a Japanese workplace
掲載ジャーナル	BMJ Open
著者	Hikaru Hori, Atsuko Ikenouchi-Sugita, Reiji Yoshimura, Jun Nakamura
掲載日	2016年
実験場所	日本
研究内容	4週間のウォーキング介入が主観的な睡眠の質におよぼす影響を検証。490名の健康な働く人々が対象となり、運動習慣のあるグループ（214名）とないグループ（276名）に分かれた。各参加者は4週間にわたり毎日1万歩のウォーキングを目指し、睡眠の質は「ピッツバーグ睡眠質問票」（PSQI）によって評価した。結果、全体の睡眠品質スコア、睡眠潜時、睡眠時間、主観的睡眠品質および日中の障害の改善が見られ、特に運動習慣のないグループではこれらの改善が顕著だった。

論文タイトル	**運動とストレスホルモン（コルチゾール）の血中濃度：運動の強さが影響を与え始めるポイント** Exercise and circulating Cortisol levels: The intensity threshold effect
掲載ジャーナル	European Journal of Applied Physiology
著者	E. E. Hill, E. Zack, C. Battaglini, M. Viru, A. Viru, A. C. Hackney PhD
掲載日	2008年3月22日
実験場所	ノースカロライナ大学チャペルヒル校、応用生理学研究所
研究内容	12人の男性が異なる強度（40%、60%、80% VO2max）で30分間の運動を実施し、コルチゾールとACTHの変化を測定。60%と80%の強度ではコルチゾールが有意に増加したが、40%では減少傾向が見られた。

⑤歩くと、脳卒中リスクが下がる

さらに、**脳卒中のリスクも下がる。**アメリカの2010年の研究で、**毎日歩くなどの中程度の身体活動を行う女性は、脳卒中のリスクが減少する**ことがわかった（77ページ）。

別の論文でも[2]、より具体的に、**1日20～30分程度の速歩によって脳卒中リスクが27％低下する**ことが示されている。

論文タイトル	**運動と女性の脳卒中リスクの関係** Physical Activity and Risk of Stroke in Women
掲載ジャーナル	Stroke
著者	Jacob R. Sattelmair, Tobias Kurth, Julie E. Buring, I-Min Lee
掲載日	2010年6月
実験場所	アメリカ合衆国(Women's Health Study参加者)
研究内容	米国の45歳以上の女性3万9315人を対象に、運動の習慣と脳卒中リスクの関係を長期追跡調査。追跡期間中に579人が脳卒中を発症し、中程度の身体活動(たとえば、毎日のウォーキング)を習慣にしていたグループでは脳卒中リスクを有意に減少させることが明らかになった。高強度の運動も有益ではあるが、適度な運動でも十分なリスク減少効果が確認された。

いかがだろう。

バイオメカニクス研究者のケイティ・ボーマンが「歩くことは、スーパーフードだ」と述べているように[3]、歩くことの健康上の効果は枚挙にいとまがないのである。にもかかわらず、テクノロジーや都市化は人間の身体性を奪い、人類が歩く時代は過去のものとなりつつある。

そして、これらの論文を一つ一つ、つぶさに読んでいく中で僕が感じたのは、むしろ逆のことだった。歩くと健康上、いいことが目白押しなのではない。そうではなくて、人類は「歩かなくなったから、様々な不具合が起きている」ということだ。

僕の壮大な仮説はこうだ。僕たちはいま、「**都市化という人体実験**」が現在進行形で起こっている時代を生きている。という物語で「いま」をとらえると、あらゆる事象がすんなりと入ってくる。つまり、歩くことが「プラス」なのではない。むしろ一つ一つ、人体の不具合というマイナスがゼロに戻っていく、というイメージだ。

前出のスウェーデンの精神科医アンデシュ・ハンセンは、こう指摘している。

わたしたちはもはや狩りも採集もしていない。そこに問題がある。動くことの少ない現代の生活は人間本来の性質を壊し、人類という種の存続を根底から脅かしている。

アップルウォッチで強調されたこと

ところで、Step1で触れた、シリコンバレーに根付いているというウォーキングミーティングについて取材の歩みを進めていくと、いかに都市化が人体実験とい

2 Lee CD, Folsom AR, Blair SN. (2003). "Physical activity and stroke risk: a meta-analysis. *Stroke*.34(10), 2475-81.
3 Brock Armstrong. "'Walking Is a Superfood'—An Interview with Katy Bowman". *Quick and Dirty Tips*.

えるのか、そして「歩かないがゆえの新しい問題」というテーマと交差する、面白いエピソードにたどり着く。

「座ることは新しい喫煙である」(Sitting is the new Smoking.)

これは、2014年にアップルがウェアラブル端末「アップルウォッチ」の発表時に、1時間に1回立ち上がるように通知する新機能「スタンド」をお披露目する際、CEOのティム・クックが繰り返した有名な言葉だ(より正確には、彼はときどき「座ることは新しいがんである」という言い方もしている)[4]。その後、世界中で実に4億回以上も引用されているのだという。[5]

実は、この言葉をもともと考案したのは、ティム・クック自身ではない。このフレーズが世に送り出されたのは、2013年に公開された、あるTEDトークの最中のことだった。

その話者は、ニロファー・マーチャント。アドビなどテック企業の元幹部で、現在はビジネスリーダーシップやイノベーション分野の著名な思想家として活躍する人物だ。Thinkers50の「未来の思想家」賞や、英HRマガジン社のトップ10のHR思想家にも選出されていて、影響力を持つコンサルタントでもある。

面白いのはここからだ。TEDトークで上位10％の再生数となった彼女の講演タイトルこそが、次のようなものだった。

「会議がある？ 歩きましょう」（Got a meeting? Take a walk）

その内容はこうだ。[6] 僕たちは、平均して1日9・3時間も座っている。これは、睡眠の7・7時間より長い。だから、会議室でミーティングをするのではなく、誰もが

4 Stuart Dredge. (2015, Feb 11). "Tim Cook hails Apple Watch health benefits: 'Sitting is the new cancer'". *The Guardian*.
5 Niilofer Merchant. "About".
6 Jessica Gross. (2013, April 29). "Walking meetings? 5 surprising thinkers who swore by them". TED Blog.

歩いてミーティングすべきだ、と。

より詳しい要点を紹介しておこう。ここでも、創造力が向上することが指摘されている。

①**座ることの健康リスク**：長時間座ることは危険性をはらむ。心臓病や特定のがん、2型糖尿病などの深刻な健康問題と関連しており、新しい「喫煙」と同等である

②**変化のきっかけ**：マーチャントは、ウォーキングミーティングに招待されたことをきっかけに、座りがちな生活を変えた。この斬新な会議の方法が彼女に大きな影響を与え、彼女は定期的にウォーキングミーティングを採用するようになった

③**健康と生産性の統合**：ウォーキングミーティングこそが、健康を維持しながら仕事の責任を果たすことを同時に可能にする。健康と仕事のどちらかを選ばなければならないわけではない

④ **創造性と問題解決能力の向上**：ウォーキングミーティングは、肉体的な健康を改善するだけでなく、伝統的なオフィス環境の外で新鮮な視点が得られ、創造的な思考や問題解決能力も向上させる

ちなみにマーチャントは、米CNNのインタビューで、こうも述べている。[7]

ウォーキングミーティングでは、携帯端末が視界に入りません。だから、ミーティングの場から離れようとする誘惑がなく、集中することができます。

スマートフォンやパソコンなどの端末に邪魔されにくいという意味でも、集中して話すには、「一緒に歩く」のが手っ取り早いということだ。

この「一緒に歩く」という行為に関しては、その後、香港大学が興味深い研究の成果を2020年に発表している。[8] それによれば、一緒に歩く2人組は、たとえ沈黙し

7 Vanessa Ko. (2013, March 20). "Let's take a walk: A push for meetings on the move". CNN.

ていても自然とお互いの歩行ペースに合わせることがわかったという。要は一緒に歩くと、お互いに好印象を与える傾向があるのだ。

もっとも、そんなウォーキングミーティングの効果を知ってか知らずか、習慣として取り入れていたジョブズその人が、会話における集中力を阻害するスマートフォンというプロダクトを発明し、僕たちのライフスタイルを一変させた張本人であるのは、奇妙な皮肉にも感じる。

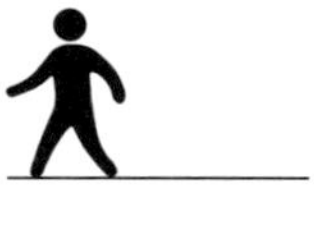

睡眠より長い「座る時間」

ここでもう一度、マーチャントのプレゼン内容を見てみよう。

僕たちは、**1日平均9・3時間も「座って」いる？**

さらりと述べられているが、これは驚くべきデータだ。そして、確かにその通りかもしれない。改めて考えさせられる数字なのは、かたや平均睡眠時間が7・7時間だからであり、つまり起きている時間の60％は座っている勘定である。

現代のテクノロジー、すなわちテレビやパソコンなどの出現によって、人類は歴史上、かつてないほど座っている時間が長くなっている。コンピュータゲームもしかり。そして忘れがちだが、車はもちろんのこと、電車やバスに乗って座っているなら、それらの移動時間も加算される。

そして、座っている時間は、**都市化が進む高所得国ほど長い**ということが明らかになっている。[9]

---

8 Miao Cheng, Masaharu Kato, Jeffrey Allen Saunders, Chia-huei Tseng. (2020). "Paired walkers with better first impression synchronize better". *PLOS ONE*. 15 (2).

9 M. Mclaughlin, A. J. Atkin, L. Starr, et al. (2020). "Worldwide surveillance of self-reported sitting time: a scoping review". *International Journal of Behavioral Nutrition and Physical Activity*. 17(111).

しかし、僕たちの身体は本来、そのように設計されていない。[10] つまり、これほど長時間座り続けるための生物的進化は遂げていないわけだ。生物的な進化は数千〜数百万年単位で起こるとされ、そう簡単に長時間座るための進化を達成するのは期待できない。実際に、長時間の座位は死亡リスクを高めるのである。[11]

なによりショッキングな事実は、長時間の座位が続くと、どんなに運動を増やそうとも、そのリスクを相殺するのは難しいということだ。繰り返すが、「**どんなに運動を増やそうとも**」である。

たとえば、1時間以上連続して座っていると、脂肪を燃焼させる酵素の生成が減少する。身体の代謝は遅くなり、体内の善玉コレステロールレベルに悪影響をおよぼす可能性がある。また、長時間の座位が続くと、心臓病のリスクが6%、2型糖尿病が7%、そして乳がんや大腸がんのリスクが10%増加する可能性があることが示されている。長時間座ったままになると、こうした身体の変化を食い止めることができなくなる、というのである。

しかも、アメリカでタバコを吸うのは成人の約19・8%（約4920万人）[12]であるのに対し、肥満はその2倍の41・9%[13]だ。喫煙率が過去数十年で減少している一方で、座る時間はみるみる長くなっていくことを考えると、座ることは「新しいタバコ」のようなものであるというメタファー[14]は、あながち間違っていないのかもしれない。[15]

---

10 Vytas SunSpiral. (2011). "Office Ergonomics: Why Sitting Will Kill You". BeingHuman.

11 Ulf Ekelund, et al. (2016). "Does physical activity attenuate, or even eliminate, the detrimental association of sitting time with mortality? A harmonised meta-analysis of data from more than 1 million men and women". *The Lancet*.

12 U.S. Centers for Disease Control and Prevention. (2024). "Current Cigarette Smoking Among Adults in the United States". Smoking and Tobacco Use.

13 U.S. Centers for Disease Control and Prevention. (2024). "Adult Obesity Facts". Obesity.

14 脚注4と同.

15 E. G. Wilmot, C. L. Edwardson, F. A. Achana, M. J. Davies, T. Gorely, L. J. Gray, K. Khunti, T. Yates & S. J. H. Biddle. (2012). "Sedentary time in adults and the association with diabetes, cardiovascular disease and death: systematic review and meta-analysis". Diabetologia. 55(11), 2895-905.

そういうわけで、2014年のアップルウォッチ登場も相まって、一定時間座り続けたら立ち上がることや、近年ではスタンディングデスクを使うことも珍しくなくなった。僕はこのアップルウォッチのスタンド機能を無視し続けてきたわけだが、この機能だけでもアップルウォッチを身に着けている価値があるということだ。

ただ、それだけでは足りない。だから座ってばかりのミーティング中にこそ、歩こう、というわけだ。

一般に、成人が1時間で歩ける距離は4～6km、歩数にして6000～7500歩ほどだ。そう考えると、1時間の会議1回分だけでもウォーキングミーティングに切り替えれば、かなり効果がありそうだということがわかる。

創造力を高めるという効果以上に、そもそも長い時間座り続けている都市生活がいかに異常なのかということは、もっと広く認識されていい。そして、不調を訴える人が増えれば増えるほど、それを解消していこうという文脈のほうが、ウォーキングミーティングの導入をより本格的に後押ししていくのかもしれない。

ホモ・セデンタリウス

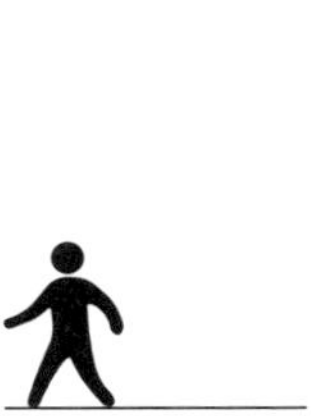

10年ほど前、僕は初めて高額な椅子に自己投資した。ハーマンミラーのアーロンチェアである。職業柄、パソコンの前に座って原稿を書く時間が長く、痛めつけられた腰を守るためだった。この投資は見事に的中し、腰の痛みは消え、いまも変わらず僕の仕事を支え続けている。

だが、この人間工学の結晶とも言うべき椅子の快適さは、より本質的な問いを僕から覆い隠していた。そもそもの発想が間違っていたのだと気づかされたのは、イギリスの医師であり研究者でもあるジェームス・レヴィンの論文に出会ったときだった。

私たちは、椅子中心の世界を設計してしまった。それは間違いだった。

彼の論文のタイトルには、実に示唆に富む「造語」を含んでいた。

「座りすぎという死の習慣：ホモ・セデンタリウスは答えを探る」

(Lethal Sitting: Homo Sedentarius Seeks Answers)

Sedentaryとは「座位の、運動不足の」という意味だが、このホモ・セデンタリウスという造語は、現代人の姿を実に巧みに表現している。それは単に、セデンタリー・ライフスタイル（座位中心の生活様式）を示すだけではなく、「ホモ・エレクトス」（直立するヒト）という人類進化の重要なステップを想起させ、獲得した直立二足歩行を活かさずに座り続ける現代人を皮肉っているように聞こえるからだ。

さらに、狩猟採集民から定住へ、そして「デスクへの定住」へと至った人類の歩み――ある意味での退化――という比喩も重層的に宿している。しかも、なぜそうなってしまったのか、その原因を「座りながら」探求しているのが現代人だ、と。

産業革命以前（90%は肉体的に活発な農業従事者だった）、人類は1日3時間ほどしか座らなかった。それが気づけば都市居住者となり、僕たちは1日10~15時間も椅子に縛られている。レヴィンによれば、そうした変化は4世代にわたって、繁栄という甘い誘惑とともにゆっくりと進行していったという。その間に、都市化、工場労働、オフィスワーク、自動車、スクリーンの娯楽――これらが静かに、確実に僕たちのライフスタイルを変えていった。

そして彼もまた、座り続けることによる身体への影響は、タバコよりも深刻かもしれないと言う。それは人体への害が広範囲におよぶからで、これまで述べてきた通り、肥満、代謝異常、心臓病、がん、精神疾患にまで至る。

僕たちは直立二足歩行を獲得し、解き放たれた手が道具を生み、文明を築き上げた。しかしその果実は、ただ僕たちを椅子に縛り付けることだったのだ。

もっとも、その解決策は至ってシンプルだ。立ち上がって、歩くことである。

コラム　マジで人生が変わる：健康を保つ習慣

ホモ・セデンタリウスから脱却し、健康を保つための方法を、本文で紹介した論文たちを基にまとめておこう。

① 座る時間をこまめに中断する

座る時間が長いと、肥満、代謝異常、心疾患、がんのリスクが増加し、精神にも悪影響だ。血糖値の管理や筋肉の健康維持のためにも、毎時間、数分間立ち上がったりストレッチをしたりするだけでもいい。僕はミーティング中に1回は立ち上がるようにしている。スタンディングデスクの導入も一つの手かもしれない。電車の中でも立ち上がる時間を。

② 食後に歩く

食後に15分ほどゆっくり歩くだけで、食後血糖値の急激な上昇（血糖変動）を半分に抑えることができる。血糖値を安定させることにつながり、ひいては糖尿病予防に有効だ。ランチやディナーの帰りは必ず1駅歩く、といった習慣を取り入れるといい。

③ 日常的な身体の動きを増やす

「非運動性熱産生（NEAT）」と呼ばれる、日常生活での身体の動きを増やすといい。通勤や買い物の際に歩く、エスカレーターやエレベーターは使わずに階段を使う、というだけでもだいぶ変わってくるはずだ。

Step 3

街のこと

都市化という人体実験

どんなに恐ろしい武器を持っても、たくさんの可哀想なロボットを操っても、土から離れては生きられないのよ。

——— シータ（映画『天空の城ラピュタ』）

世界各国の歩数ランキング

人間が歩かなくなって久しい。

類人猿は1日3㎞も歩かないという。人間を人間たらしめるのは元来――人類の進化の歴史をたどれば――直立二足で驚異の長距離を歩くことだったはずだ。人類が狩猟をして生き抜くには、1日2万歩（約15㎞）を歩く必要があったと言われている。だが、馬車や自動車は言うまでもなく、経済的な充足や快楽を追求し続けた歴史は、人類が歩かなくなってきた歴史と言ってもいい。

厚生労働省が推奨する1日の歩数は8000歩。よく「**1日1万歩**」が理想と言われるが、これはこれで世界共通で採用される基準だ。たとえば、フィットビットでも最初の目標に設定されている。[1]

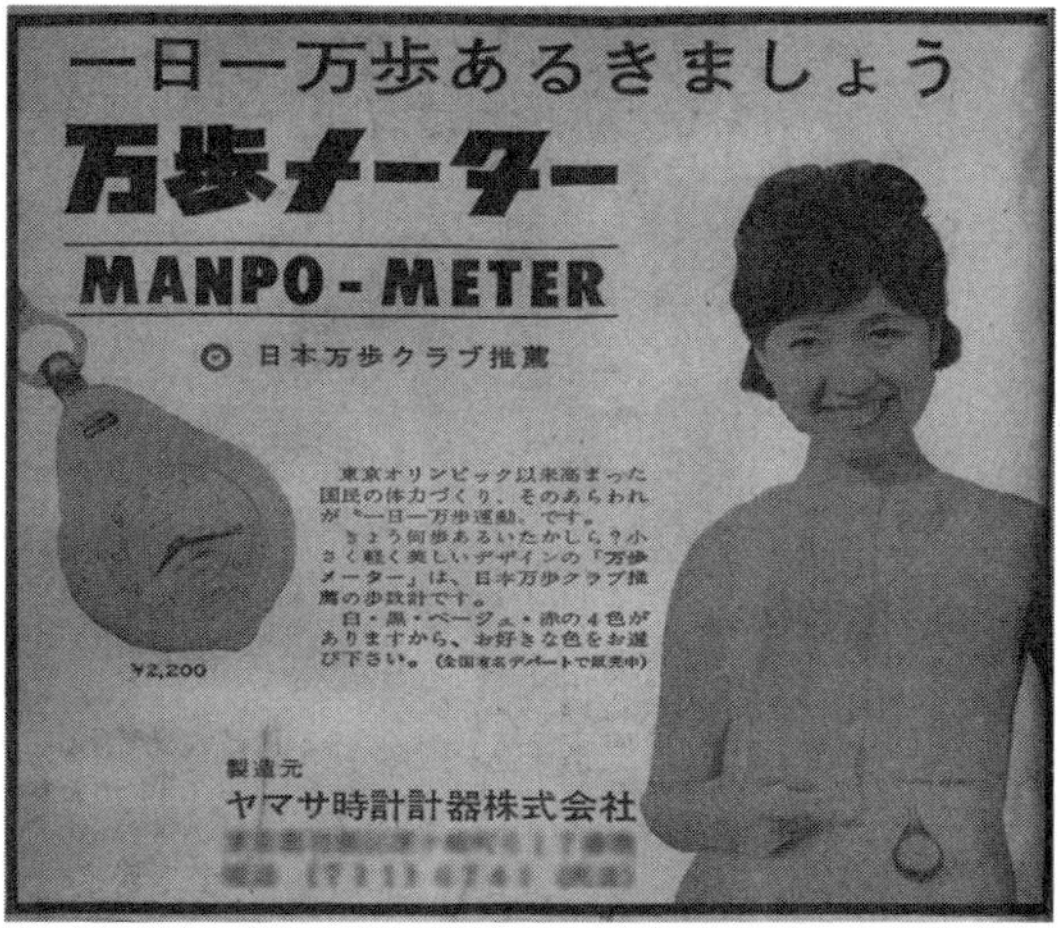

最古の万歩計の広告（写真：ヤマサ時計計器HPより）

ただこの1万歩、もともとは1960年代に日本の山佐時計計器という会社が開発した歩数計が由来だ。縁起が良くウケそう、という理由で「万歩計」と名付けたのだという。[2]

だから、実は1万という数字にはあまり根拠がない。むしろ、歩きすぎという見方もあれば、7500歩くらいでよいという研究もある。[3]

---

1 Lara Rosenbaum. "Should you really take 10,000 steps a day?". Google Store.

2 ダニエル・E・リーバーマン．運動の神話　下．早川書房．2022．

では実際には、いまを生きる僕たちは、日々どれほど歩いているのだろうか（いや、「歩かなく」なっているのだろうか）？　Ｓｔｅｐ３では、僕たちの現在地を俯瞰するために、「都市と歩行」について見ておこう。

そしてそんな調査もまたごまんと存在するのだが、ここで再び登場するのがスタンフォード大学だ。そして、スマートフォンも。

というのも、スタンフォードの研究チームが２０１７年、世界中の人々がいまや所有しているスマートフォンの、広範かつ膨大なデータを使って、世界規模の身体活動データを追跡したのだ。その数、１１１カ国、約71万７０００人分。総合計で６８００万日分というから、１人当たり95日分を解析したことになる。これほど大規模なデータセットを使用した人間の運動研究は過去に類を見ない。研究者の１人によれば、過去の１０００倍の規模だという。[4]

この研究は２０１７年に科学誌『Nature』のオンライン版で発表されているのだが、[5]その中には、最新の平均的な１日当たり歩数が示されている。結論を言えば、世界の

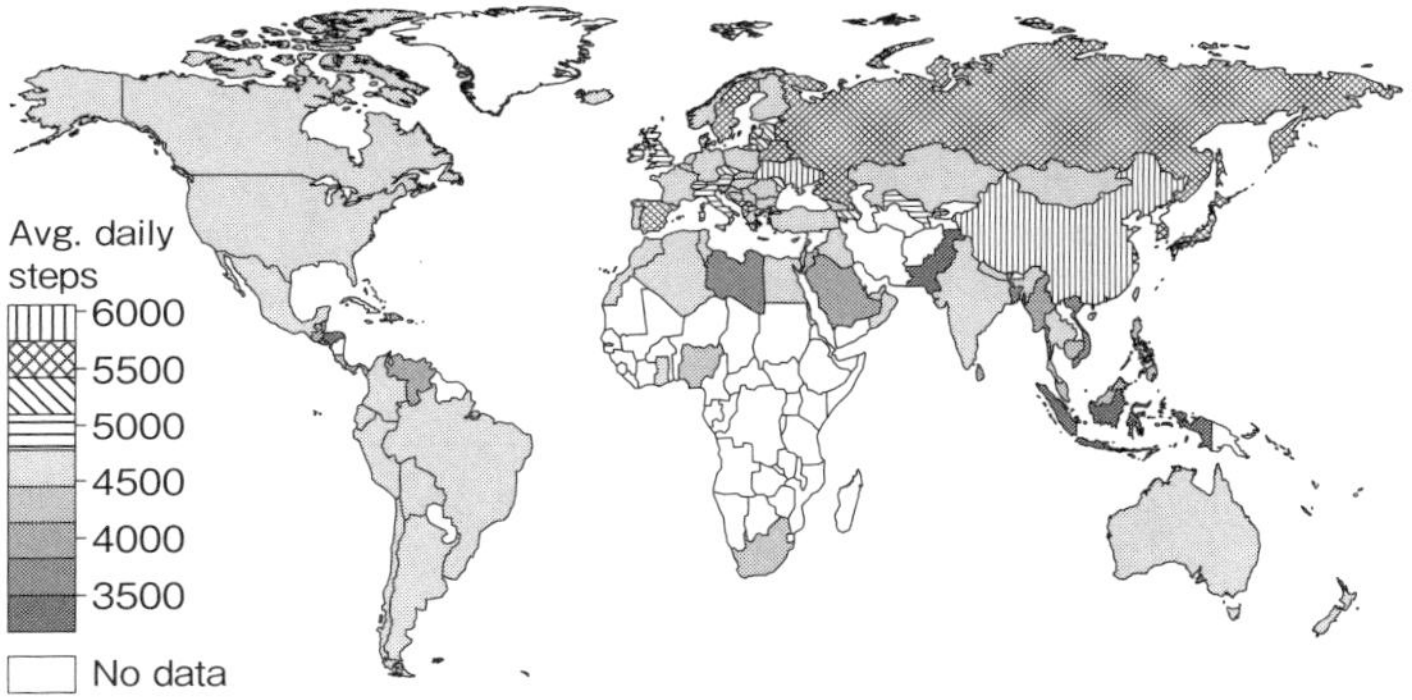

11カ国、717,527人の6,800万日以上の活動に関するスマートフォンデータから、世界中の身体活動のばらつきが明らかになった（出所：T Althoff *et al.*, Stanford University）

平均的なスマートフォンユーザーは、1日約5000歩を記録した。日本人は1日約6000歩で第4位だった。僕たち日本人は、世界的に見れば、まだ歩くほうだったのだ。一方で、アメリカ人は約

---

3 I-Min Lee, Eric J. Shiroma, Masamitsu Kamada,et al. (2019). "Association of Step Volume and Intensity With All-Cause Mortality in Older Women". JAMA Intern Med. 179(8), 1105-1112.

4 NIH/National Institute of Biomedical Imaging & Bioengineering. (2017). "NIH-funded team uses smartphone data in global study of physical activity".

5 Tim Althoff, Rok Sosič, Jennifer L. Hicks, Abby C. King, Scott L. Delp & Jure Leskovec. (2017). "Large-scale physical activity data reveal worldwide activity inequality". Nature. 547(7663), 336-339.

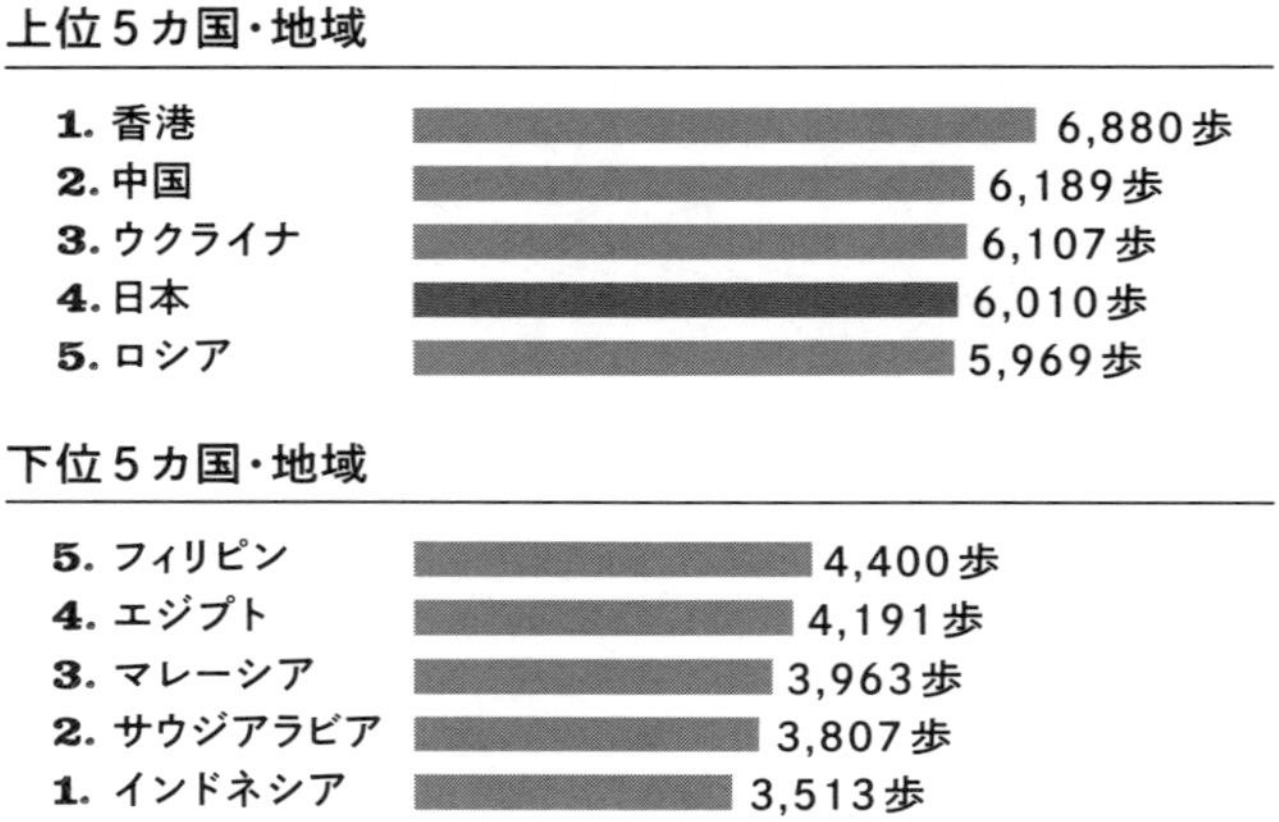

図3. 1日の歩数ランキング

4700歩に過ぎない（30位）。

狩猟採集時代が2万歩だったことを踏まえれば、そのころの4分の1程度しか歩いていないことになる。フィットビットが言う1万歩に至らずとも、7500歩くらいは歩いたほうがいいという数値に対してすら、どの国も平均値としては到達していなかった。なお、上位5カ国と下位5カ国は図3の通り。

香港が1位なのは、公共交通機関が発達していることが大きいのだろう。車の利用も一般的ではなく、日常生活の中で必要な移動——たとえば通勤・通学や買

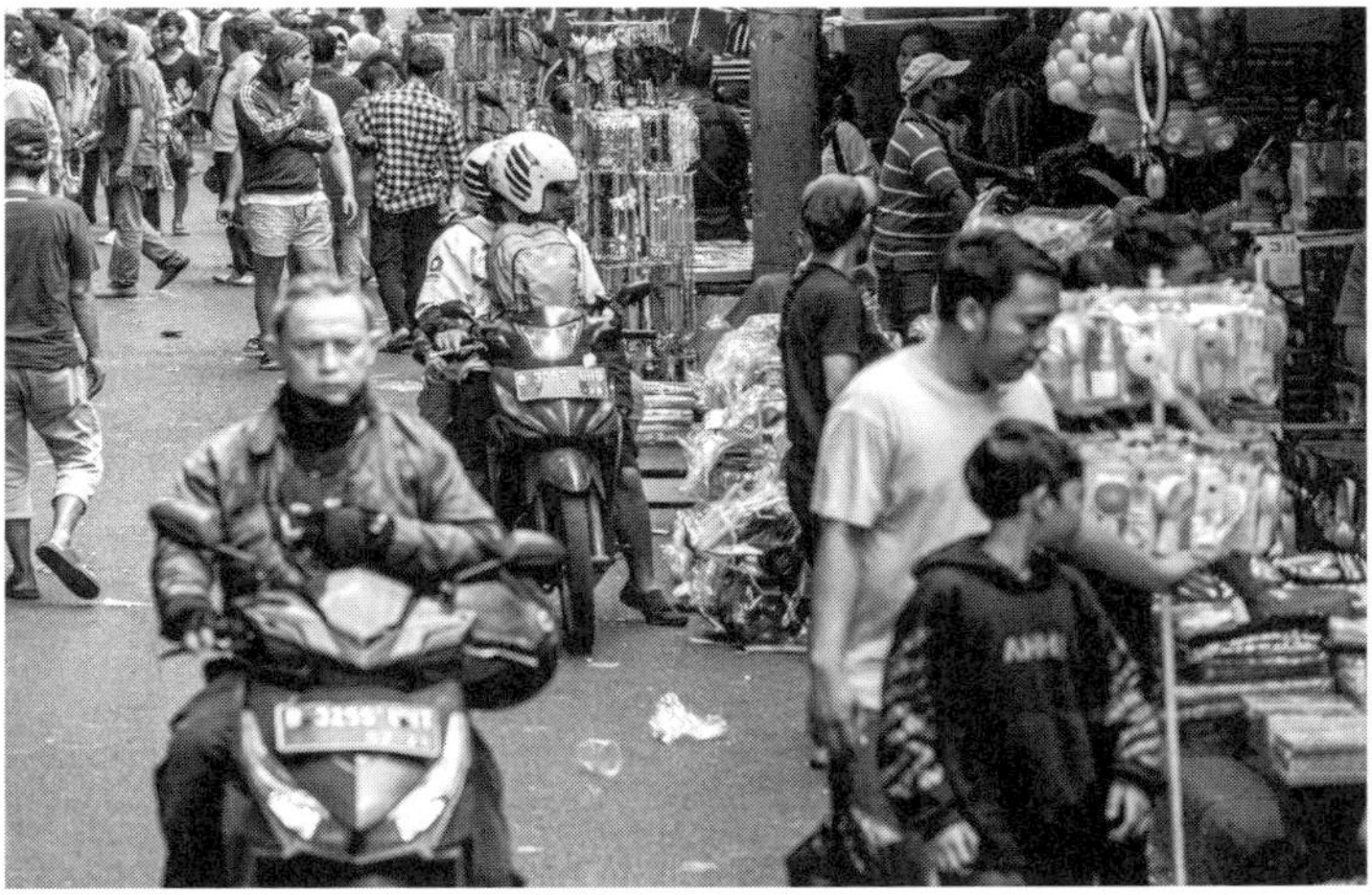

インドネシア・ジャカルタ。歩行者がバイクの合間を縫って進む（写真：Nikada / Getty Images）

い物のための移動——が、主に歩行によって達成されている街だからだ。[6]

一方で、インドネシアの場合は、歩道の狭さや舗装の不十分さも要素として大きいのだろうが、運転手のマナーも影響していると思われる。というのも、歩道にバイクがはみ出して走行するのが日常茶飯事の国である。

歩行者にとっては危険な環境だ。空気汚染も強いし、何より暑くて湿度の高い気候に治安の悪さが加わる街だから、歩

6 Gavin Neale Blackburn. (2017). "Hong Kong walks to top of Stanford activity rankings, one step at a time". CGTN.

くというのは「不快で危険なアクティビティとみなされている」と、タイの英字新聞『バンコク・ポスト』は同論文について触れた記事で指摘している。[7]

「活動格差」という新概念

ちなみにこの研究、もともとは全世界で毎年推定５３０万人が運動不足に関連する原因で死亡している[8]ことを踏まえて、肥満が一部の国において、なぜ他の国よりも大きな問題となっているのかを調査しようとしたものだ。

その結論がまた実に興味深い。いわく、所得格差ならぬ「**活動格差**（Activity Inequality）」が大きい国ほど、肥満率が高いことがわかった[9]、というのである。

活動格差とは、ある国・地域において、日々の歩数や身体活動量に大きな差があることを指す。つまりここでは、たくさん歩く人と、ほとんど歩かない人の差が大きい国、ということだ。研究者たちはこの現象を確立した概念として想起させるために、あえてこれを「活動格差」と名付けている。

その活動格差が小さい国では、比較的、均一に歩数や身体活動が分布しており、国全体として健康的な生活を送っている傾向がある。日本はそれに当たる。要するに、長距離を毎日歩いている一部の人々が平均値を押し上げているわけではなく、総じて国民全員がそれなりに歩いている、ということだ。一方で、活動格差が大きい国はその逆で、意識的にしっかり歩いている一部の人たちもいるし、裏を返せば、活動量の少ない人が数多く存在する。ゆえに社会全体の健康も悪化しやすい、という結果が得られたという。

---

7 Bangkok Post. (2017). “Jakarta, the city where no-one wants to walk”.

8 I-Min Lee, Eric J Shiroma, Felipe Lobelo, Pekka Puska, Steven N Blair, Peter T Katzmarzyk, et al. (2012). “Effect of physical inactivity on major non-communicable diseases worldwide: an analysis of burden of disease and life expectancy”. The *Lancet*. 380(9838), 219-229.

9 Stanford University. (2017). “Stanford researchers find intriguing clues about obesity by counting steps via smartphones”. Stanford Report.

たとえば、アメリカ人とメキシコ人は、スマートフォンで計測した歩数から見る平均活動量は同等だった。ところが、アメリカ人は、メキシコ人より活動レベルに幅がある。つまり、よく歩く人と、座りがちな人の間に大きなギャップがあり、これが米国全体で肥満の蔓延率が高いことと紐づいている、というわけだ。

ここで注目すべきなのは、なぜ活動格差が生まれるのか、その理由である。

驚いたことに、活動格差が大きい国では、女性の活動量が男性に比べて著しく低いことが示されたというのだ。たとえば、サウジアラビアやアメリカでは、女性の活動量が男性よりもかなり低く、活動格差の43%がこの「性別格差」によるものだった。なぜか女性が歩いていないのだ。それは意識の問題なのか、それとも女性が自由に歩けない社会的な背景があるのだろうか。

このことは、もっと問題意識が広がってしかるべきだろう。そして、活動格差に影響を与える要因として指摘されている、もう1つの重要な点についてもそうだ。

それこそが、**都市の歩きやすさ**（Walkability）である。

歩きやすい街ランキング

実は、先の香港とインドネシアがそれぞれ歩数のベスト1位・ワースト1位だったことも、この「都市の歩きやすさ」が要素として大きく影響している。

米国の69都市のデータによれば、歩きやすい都市ほど、活動格差が小さい、つまり人々が平等に歩いていることが判明した。そして、歩きやすさのスコアが低い場所では、女性の活動もまた、男性よりも低いことを、この研究チームは発見している。

そして、この「都市の歩きやすさ」は、公共交通機関の充実に加えて、治安の善し悪しに左右される。特に治安が悪い場合、女性が歩くことはままならないことは「歴史的にも示されている」と、歴史家でアクティビストのレベッカ・ソルニットは著書

『ウォークス——歩くことの精神史』の中で断じている。

いや、外を散歩すること自体が、かつては白人男性の特権だった、というほうが正しい。

それもそのはずで、黒人男性が歩いていたら逮捕されるし、女性はもっと危険な目にあう。1人で安全に歩ける時代のほうがまれで、だからよく歩くことで知られる過去の偉人たちが白人男性ばかりだったのも合点がいく。

話を元に戻そう。

A地点からB地点まで移動するのに幹線道路を使わなければならない場合は、歩行性は低く、人々は車に頼るだろう。一方で、同様の移動を歩いて達成できる街では当然、歩行性が高くなる。

これは、日本のケースで考えると、僕たちにとってはよりわかりやすい。都道府県別の歩数を見ると、あらゆる統計を見ても全国1位なのが、実は東京だ。たとえば、デジタル地図を手掛けるジオテクノロジーズが東京大学の樋野公宏《ひのきみひろ》准教授とともに2023年に発表した歩数データによれば、全国平均は1日5009歩。その中で、東京はやはり6136歩でトップだった。[10] どこへ行くにも徒歩圏か、公共交通機関の利便性が高いからだ。

一方で、僕の出身地である鹿児島県を考えれば容易に想像がつくのは、基本的には職場であれスーパーであれ役所であれ、日常生活の移動に車が不可欠な、典型的な車社会ということだ。必然的に、歩数は下位に位置していることだろう（発表データには10位までしか公表されていないが）。

そして、これをさらに世界規模で見たときに、歩ける街として注目されているのも、東京という都市だ。米保険会社Compare the Marketが2024年に発表した「世界で最も歩きやすい都市ランキング」[11] では、東京が6位にランクインした。

---

10 ジオテクノロジーズ株式会社．あなたは一日に全国の中央値5，009歩より歩いていますか？都市部の通勤距離が長い人は7，449歩で1・5倍歩いていました．2023．

11 Hannah Norton. (2024). “The world's most walkable cities”. Compare the market.

1	ミュンヘン（ドイツ）	6	東京（日本）
2	ミラノ（イタリア）	7	マドリード（スペイン）
3	ワルシャワ（ポーランド）	8	オスロ（ノルウェー）
4	ヘルシンキ（フィンランド）	9	コペンハーゲン（デンマーク）
5	パリ（フランス）	10	アムステルダム（オランダ）

特に「ウォーキングコース数」がトップタイで高評価

図4. 世界の歩きやすい街ランキング2024（出所：Compare the Market）

これは、まさに治安や公共交通機関の利便性など8項目で評価されていて、東京はアジアの都市で唯一トップ10入りしている。

その中身を見ていくと、東京は特に「ウォーキングコース数」のスコアがトップタイで高い評価を得ていることが分かる。ウォーキングコース、つまり登山者数世界一の山としてギネスブックにも認定される高尾山もあれば、東京にありながら日本一の巨樹本数を誇る、僕のお気に入りの奥多摩も魅力の一つだろう。

歩く先進国だった日本

東京に限らず、歴史を遡れば、そもそも近世以降の日本はいまとは比べものにならないほど庶民が長距離を歩く「ウォーキング大国」だった。

伊勢参りや熊野古道、四国のお遍路といった信仰に基づく長距離の徒歩巡礼が庶民の間に深く根を下ろしていただけではない。たとえば、一里塚。日本の街道沿いに一定の間隔で設置された距離の目印となる塚（小さな土の盛り）のことだが、この一里は約4kmである。つまり、歩けばざっと1時間くらいの道のりだ。Ｓｔｅｐ１でも紹介した『山のメディスン』の著者で医師の稲葉俊郎は、「日本人は誰もが歩いていたからこそ、歩いて8時間くらいの場所（八里先）といったように、身体感覚が地理認識の基準になっていた」と指摘する。

近世の日本がこうして歩行大国へと発展したのは、東洋大学法学部の谷釜尋徳《たにかまひろのり》教授によれば、徳川家康が東京・日本橋を起点とした放射状の都市計画を基に整備した五街道が構築されて以降のことだった。[12] 東海道、中山道、甲州街道、日光街道、奥州街道――もともとは武士の参勤交代を円滑にするために整えられたこの街道網が、やがて庶民の徒歩移動を支える社会インフラへと姿を変えていったのである。

街道沿いの宿場町《しゅくばまち》の発展は豊かな旅文化を育んだ。江戸時代の人々は1日30～40㎞(つまり8里～10里程度)を歩いたと伝えられるから健脚だ。さらに驚くことに、1830年の3月末日から6月20日までの間に、約427万人もの人々が日本全国から歩いて伊勢に訪れたという記録が残されている。これは当時の人口の実に7人に1人に相当する規模だ。参勤交代の行列においても、馬などを用いたのは大名や高官だけであり、随行した武士や使用人たち――150～300人程度の行列が主だった[13]――のほとんどが徒歩での移動を基本としていた。その様子は、数多くの浮世絵に生き生きと描かれている。

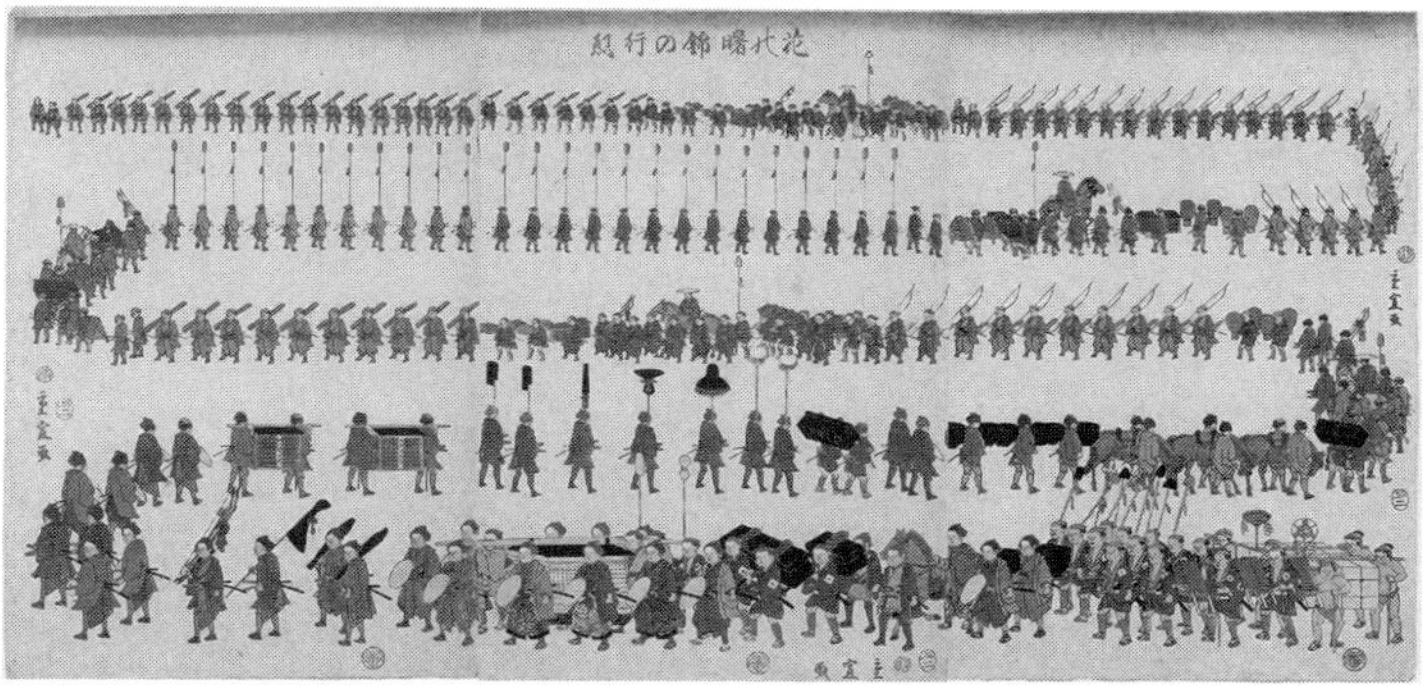

参勤交代の様子（写真：Wikimedia Commons）

谷釜教授は、この時代の長距離徒歩移動を「高度に発達した文明社会の象徴だった」と評している。というのも、歩く旅には、旅行案内書から情報を入手したり、街道の分岐点にある道標を理解するための「読み書きの素養」が不可欠だったからだ。

高い識字率を支えた教育機関の発達や、五街道に代表される交通インフラの整備に加えて、庶民の旅費を生み出す経済力、

12 谷釜尋徳．歩く江戸の旅人たち．晃洋書房．2020．谷釜尋徳．歩く江戸の旅人たち2．晃洋書房．2023．

13 国土交通省．国土交通白書2016．

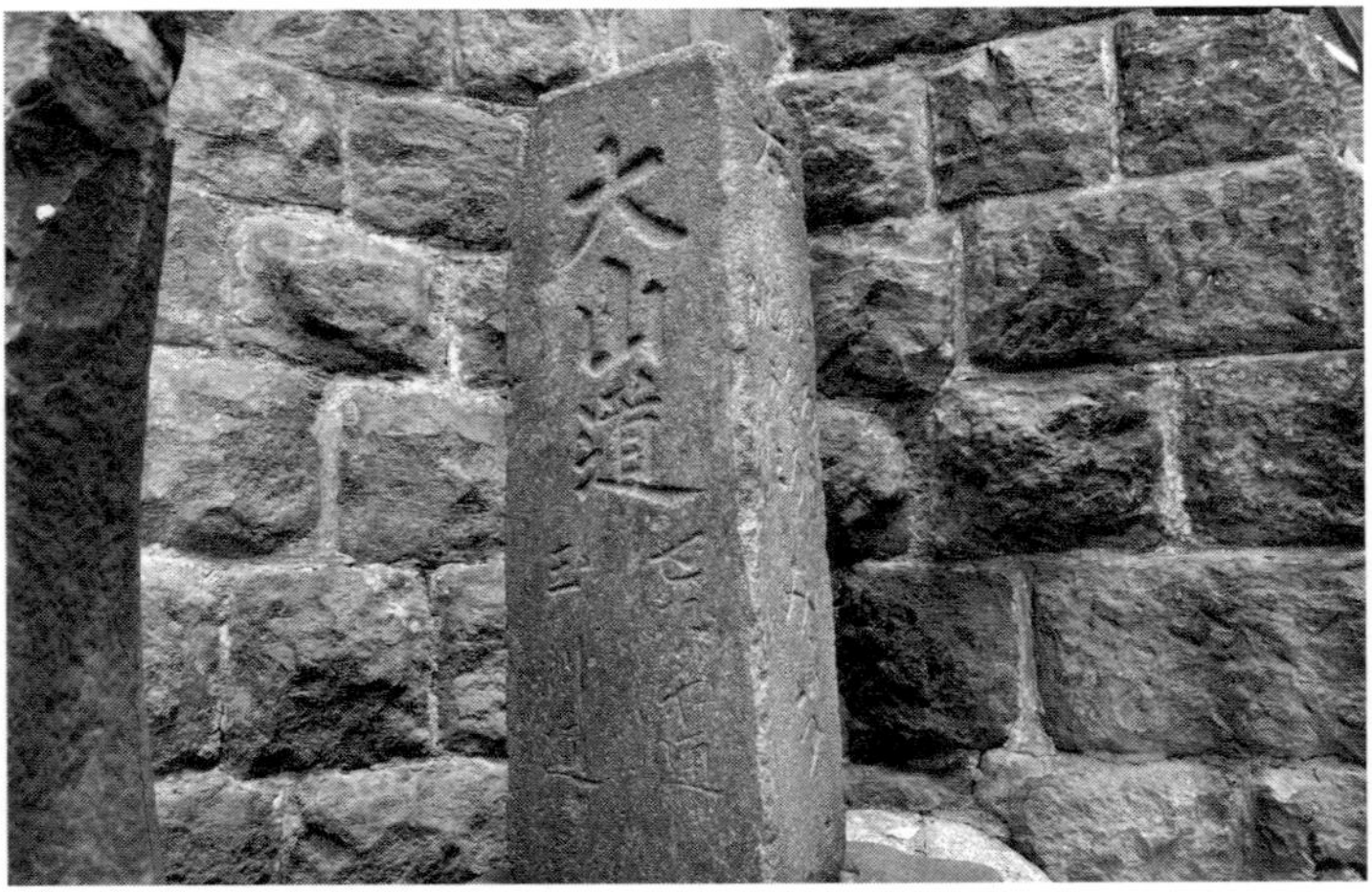

東京・目黒区に残る、当時の道標を見に行ってみると、正面に「大山道　せたがや通　玉川通」、右面に「右ひろう　めぐろ　池がミ　品川みち」、左面に「青山　あさぶみち」とある

貨幣経済の浸透、旅行業の発展、そして治安の良さといった社会的な諸条件が成熟していたからこそ、徒歩旅が広く民衆の間に浸透していったのである。まさにこの時代の日本は、「歩く先進国」だったと言っていい。

翻って現代の日本に目を向けると状況は様変わりしている。実は、高度経済成長期を迎えた1970年代以降、モータリゼーションの進展によって歩く機会を失いつつあった日本は、開発や工業化から自然を守るグリーンベルトとして、さらに身体の養生や人間性の回復を目指して、全国で長距離自然歩道の整

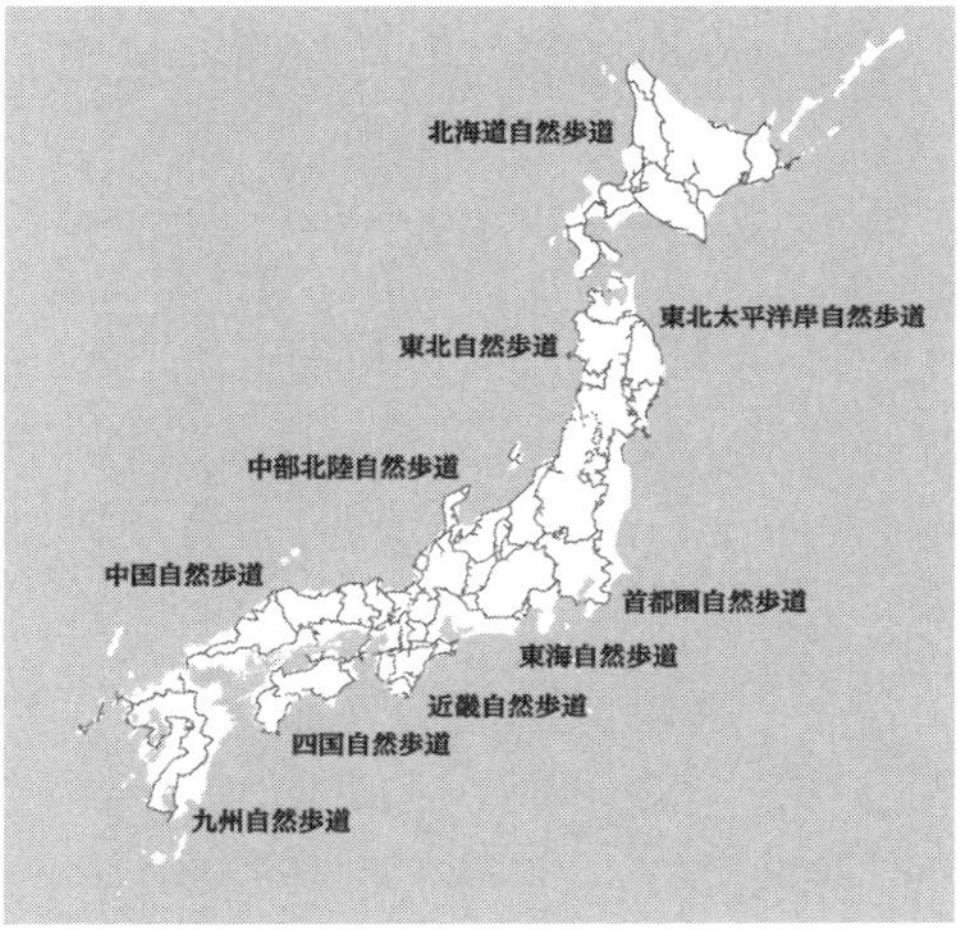

出所：ハイカーズ・デポ「長距離自然歩道の地図データ」

備を進めてきた。その総延長は、実に2万8000㎞にもおよぶ。

最初に完成した東海自然歩道は、東京の高尾山から大阪の箕面《みのお》に至るまで、太平洋ベルト地帯の背後を結ぶ緑豊かな自然と貴重な歴史文化財を訪ねる探勝路《たんしょうろ》として整備されており、まさに現代版の〝東海道五十三次〟である。

だが、その存在は感度の高いハイカーたちの間でさえ、ほとんど知られていないのが実情だ。

たとえば、首都圏自然歩道の全コース踏破者のデータ（2003年）を見ると、踏破したのはわずか30名、平均年齢はなんと61・6歳という結果を示している。50歳未満の踏破者は皆無で、70歳以上が8名だ。欧米に目を向けると、スペインのサンティアゴ巡礼路やアメリカのアパラチアン・トレイルなど、若者の間でも歩く旅がクールな人気アクティビティとして定着している。日本では退職後の余暇活動にとどまっているのだから、東京が歩ける街としてランクインしたことに安住している場合ではない。かつて「歩く先進国」として根付いていた文化を思い起こし、これを現代に蘇らせていくべきだろう。

歩けない国、アメリカ

ところで、先の歩きやすい街ランキングのトップ10の中には、米国の都市が一つも存在しない。なぜなのか？

これに関しては、興味深いデータが他にも存在する。世界経済フォーラム（WEF）

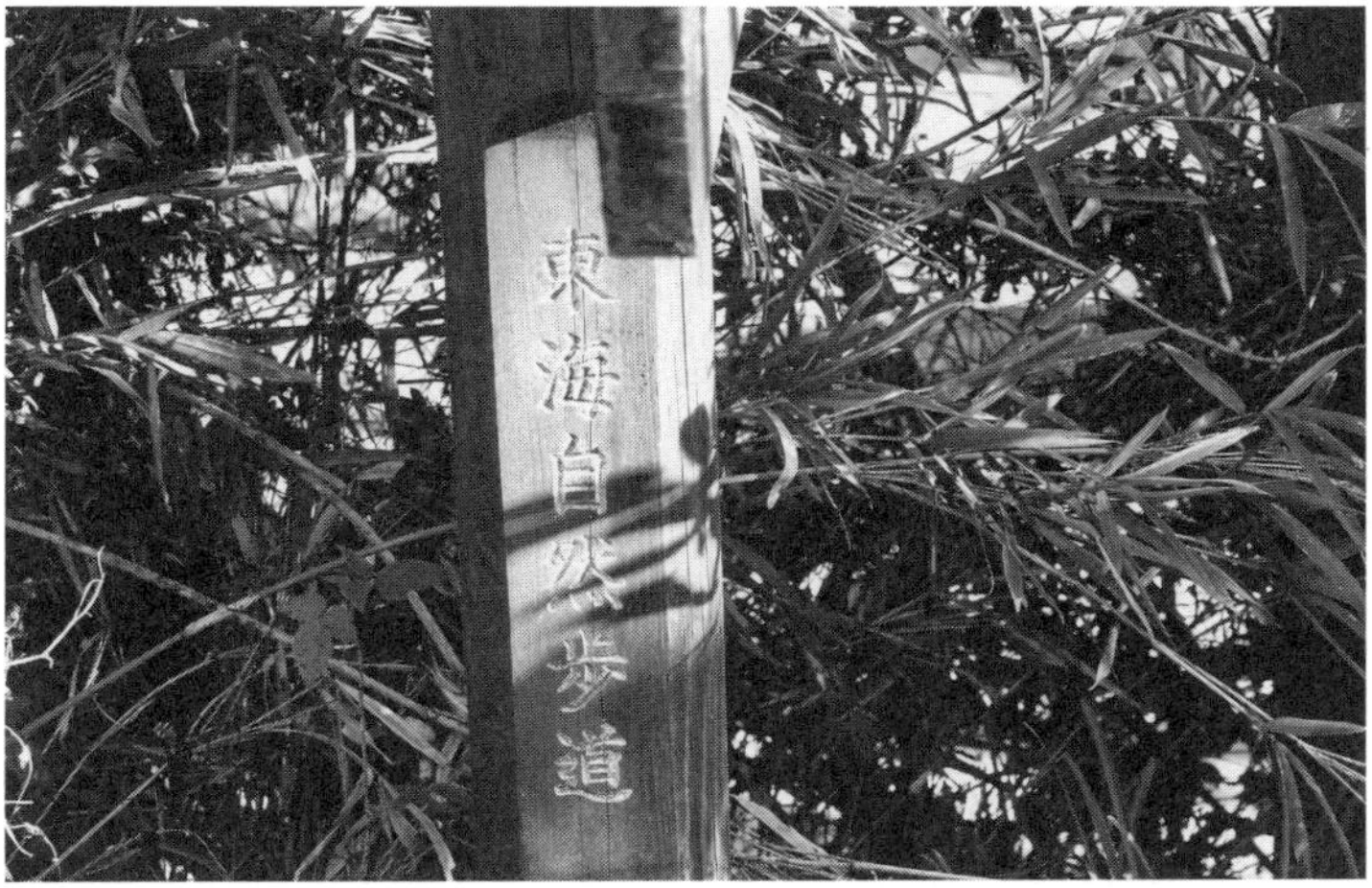

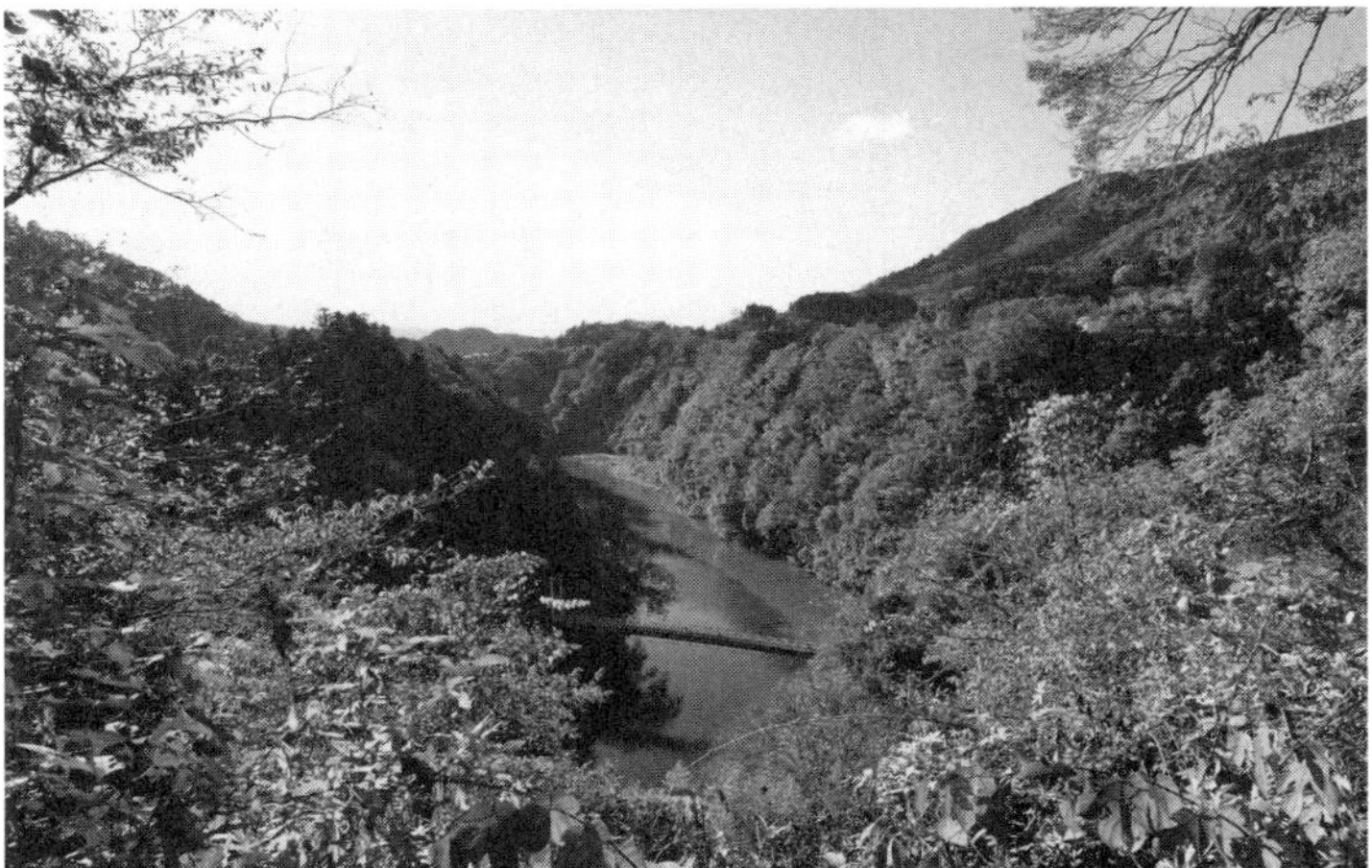

アメリカのアパラチアン・トレイルを参考にルートづくりをしたという東海自然歩道。東京と大阪という大都市を東西の起点として11都道府県を結んだのは、都市のスプロール化を止める役割を担わせるためだった

によると、米国の主要35大都市圏には、徒歩で移動できる土地面積そのものが、わずか1・2%しかない、[14]というのだ。

なるほど、ここにきてメタが屋上にトレイルを作った背景が、さらに浮かび上がってくる。米国はそもそも国全体が超車社会がゆえに、世界的に見ても極めて「歩きにくい国」なのだ。

米国の都市プランナーで、ベストセラー本『ウォーカブルシティ入門』の著者でもあるジェフ・スペックは同書の中で、こう指摘している。

今世紀半ば以降、意図的なのか偶然なのかはともかく、アメリカのほとんどの都市が事実上、歩行禁止区域になってしまった。

かたや驚いたことに、この1・2%の「歩ける街」が生み出すGDPは、米国全体の20%を占めている。だからこそ、WEFの言葉を借りれば、こうした歩きやすい街はまさに「エコノミック・エンジン」なのだ。

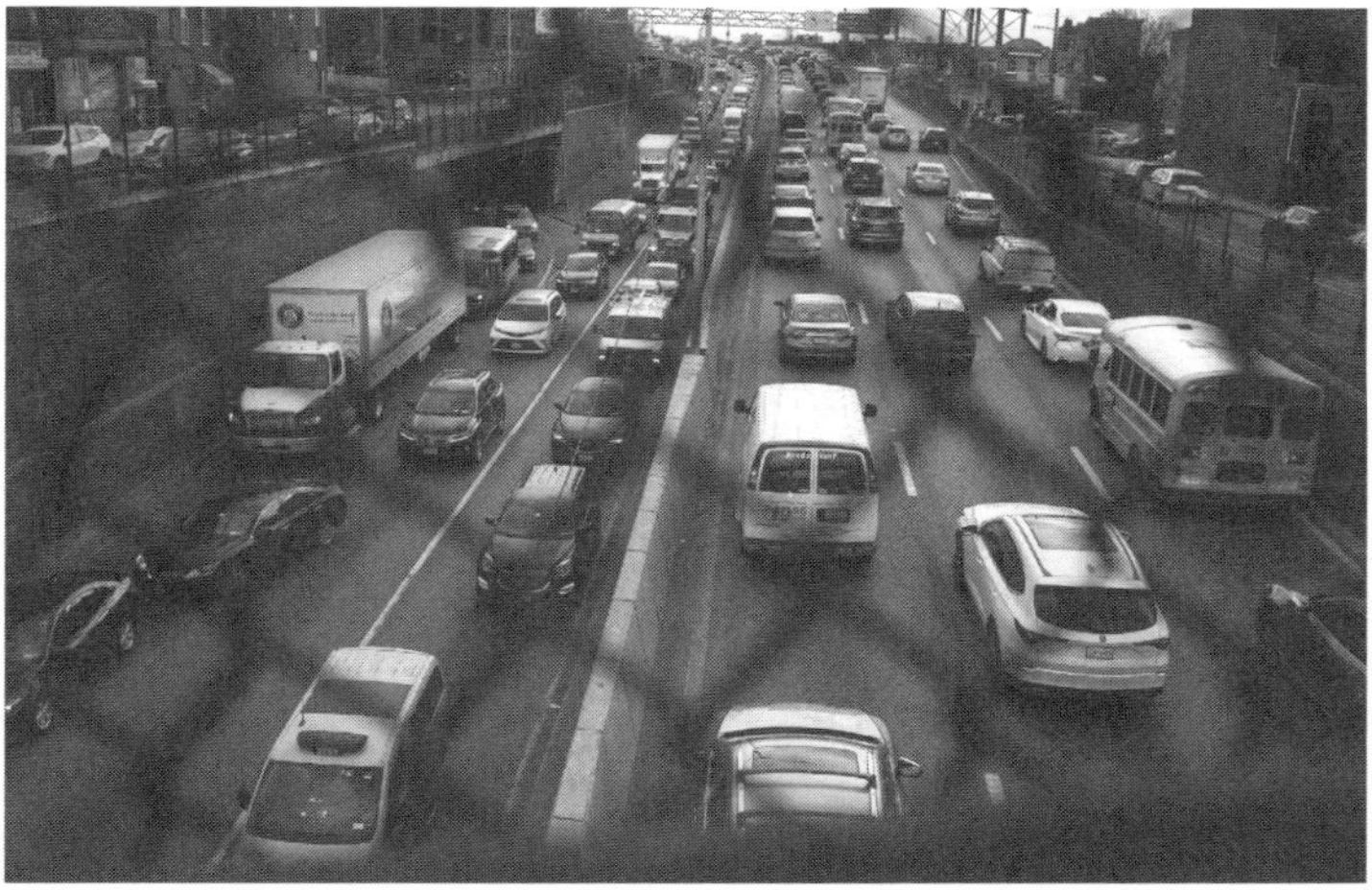

アメリカの都市は歩行禁止区域が多い(写真:Andrew Lichtenstein / Getty Images)

具体的には、この1・2%のエリアはニューヨーク、ボストン、ワシントンD.C.、シアトル、ポートランド、サンフランシスコ、シカゴ、ロサンゼルスなど、主に沿岸部の知識経済に依存した都市に集中している。

つまり、米国全体としては「スムーズな自動車交通」や「十分に確保された駐車場」を重視してしまった結果、ほとんどの都市において、ダウンタウンが「車ではアクセスしやすいが、行く価値のない場所」になってしまったということだ。

---

14 World Economic Forum. (2023). "Why walkable urban areas are America's efficient economic engines".

これは、日本の郊外でも概ね事情は同じだ。

一方で、ミレニアル世代を中心としたクリエイティブクラスの人々は、「ストリート・ライフ」がある地域を好むという調査結果がある。[15] しかしその需要に応えられる街並みは極めて限られ、結果として、アメリカの場合はニューヨークなどの一部の先進的な都市だけが受け皿となっている、という構図が見えてくる。

たとえば、ニューヨークのタイムズスクエアは、都市開発という視点でも実に学びが多い。かつて街路空間の89％が車道だったが、実際の交通は82％が歩行によってなされていたため、2009年の半年間にわたる社会実験を経て、恒久的に歩行者優先のストリートに転換している。[16] その結果、歩行者数は48万人／日へと35％増加したにもかかわらず、歩行負傷者は35％も減少した。さらに、売り上げが急増したエリアも輩出している。

一方で、先の『ウォーカブルシティ入門』というベストセラー書を読み進めると、いかに他の米国全土が歩きにくいのかという具体的な事例が数多く紹介されていて、これはこれで教訓にすべきという意味で面白い。というか、嘘のような本当の話がずらりと並ぶ。

たとえば、フロリダ半島の先端にある国際都市マイアミ。

マイアミの住宅地を歩いていると、不思議な光景に出くわす。平屋建ての家々が並ぶ住宅地に、場違いなほど広大な交差点が至るところに鎮座しているのだ。マイアミの街は歩いた経験があるが、これらの交差点を横断するには実に面倒な時間を要する。問題はその理由である。かつて消防組合が、「消防士の人数が一定数以上乗り込んだ消防車でないと出動を認めない」という協定を結んでいたから、なのだという。その結果、なぜか高層ビルの火災用に作られた大型消防車の回転半径に合わせて交差点を設計しなければならず、かつそのような状況が長年続いていたというから、まるでコントのような話である。

15 William H. Frey. (2018). "The Millennial Generation: A Demographic Bridge to America's Diverse Future". The Brookings Institution.

16 国土交通省都市局・道路局.ストリートデザインガイドライン(バージョン2・0).2021.

こうした惨状は、さらに別の側面にも影を落としている。それが、企業がどこに拠点を作るか、という重大な問題だ。『ウォーカブルシティ入門』の中では、メレルやパタゴニアの靴を製造している、ウルヴァリン・ワールド・ワイドという企業の興味深い事例を紹介している。

ウエスト・ミシガン郊外に本社を構える同社は、従業員の流出に頭を悩ませていた。同書によればその原因は、まさにストリートライフの欠如にあった。というのも、新たに赴任してきた従業員のパートナーたちが、地域社会との接点を見出せなかったからだ。

皮肉なことに、ウエスト・ミシガンの人々は開放的でおもてなし気質があることでよく知られていたにもかかわらず、そのような状況に陥ったのは、交流の場が「車でしかアクセスできない」という致命的な欠陥を抱えていたからだ。となると、招待されない限りは、交流の輪に入り込む余地が生まれない。

このことは、日本でも企業誘致をしたい地方自治体が大いに参考にすべき視点だ。歩く文化を育んできた都市においては、偶然の出会いが新たな友人関係を生む、といった機会が存在することになるから魅力的だ。そもそも、歩くスピードだからこそ見えてくる街の風景というものがある。

その魅力が見直され、人々がそういった街——歩行者に優しい街——に集まり始めている、ということなのだろう。実はいま、こうした**「歩きやすい街」の不動産価値が上がっている**こともまた、あまり知られていないのではないだろうか。

歩ける街の価値が上がる

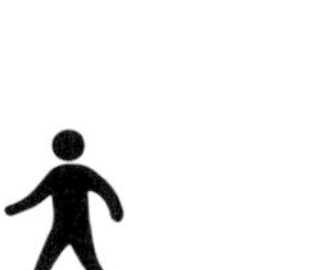

先のＷＥＦの２０１９年のレポートによると、歩きやすい都市の賃貸価格は、オフィスや分譲住宅において、実に35～45％のプレミアムが付いているという。商業用

不動産の賃料に至っては、75％も高いというデータもある。

これには3つの重要な要因がある、と都市プランナーのスペックは言う。

1つは、特に若い、クリエイティブな人たちにとって魅力的であること。2つ目は、そういった都市部を好む住民が人口動態上の多数を占めつつあること。そして最後に、歩いて生活できるライフスタイルは、かなりの節約効果があり、その節約部分の多くが地元での消費に回される、ということだ。

この「歩きやすい街」の需要が高まっていることを示すのは、何も不動産価格の上昇だけじゃない。「**ウォークスコア**」（Walk Score）と呼ばれる指標が大ヒットしているのだ。

これは、シアトルに拠点を置くソフトウェアカンパニーが2007年に開発したツールで、特定の住所の「歩きやすさ」を0～100のスコアで評価する、というものだ。評価は、近隣の施設や公共交通機関、商業施設、学校、公園などへのアクセスのしやすさに基づいて行われる。

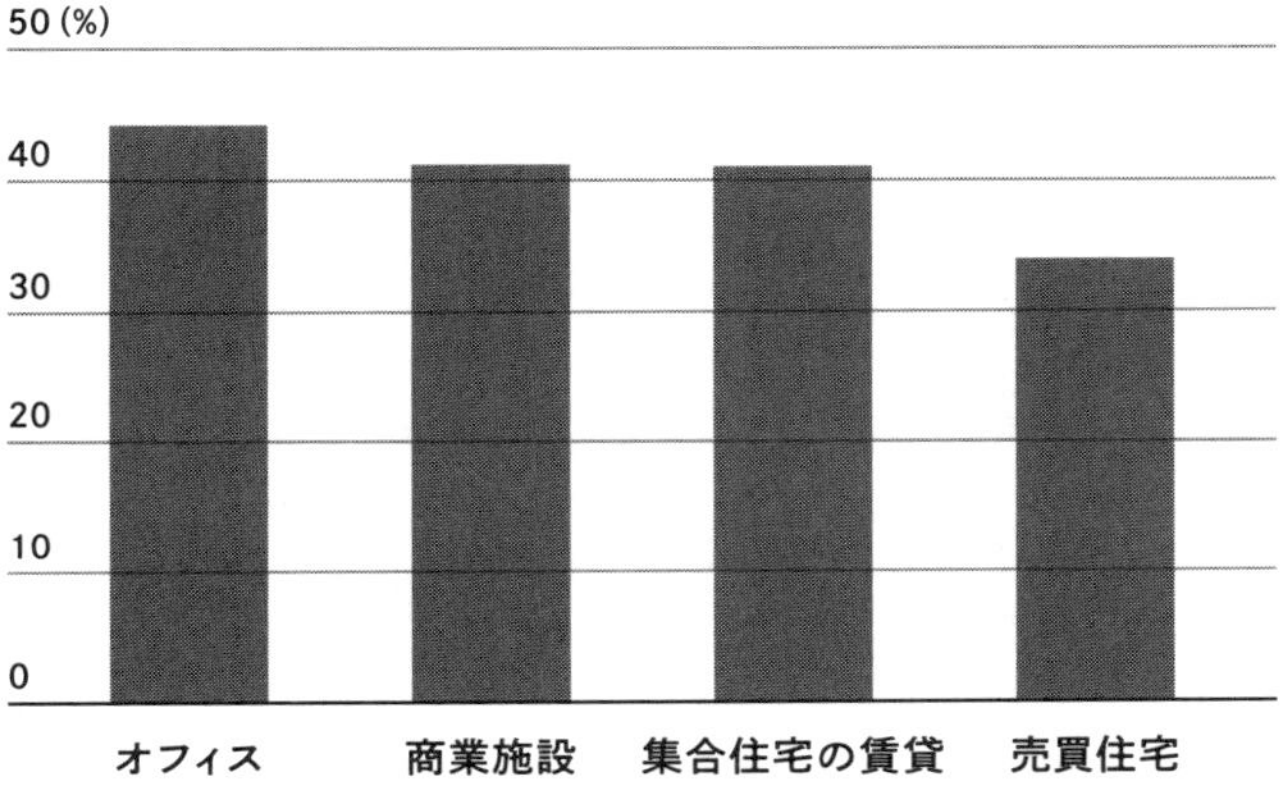

図5. 歩ける街の不動産価格のプレミアム（上乗せ価格）。オフィス、商業施設（リテール）、集合住宅の賃貸、売買住宅の順に価格が上乗せされている（出所：Smart Growth America; Yardi Matrix; REIS Moody's; Rocktop Partners, Foot Traffic Ahead 2023, WEF）

いまではこのスコア、都市計画や不動産市場においては、なくてはならない指標として機能し始めている。不動産事業者向けのプロフェッショナル版では、物件の詳細なウォークスコアや公共交通機関のデータ、移動時間の解析などをサブスクリプションサービスとして提供しており、世界中の3万以上の不動産ウェブサイトで採用されるまでに至っているのだ。このことは、これらのサービスを利用する個人ユーザーたちが、それほどストリートライフ、すなわち歩けるライフスタイルを重視して物件を探していることを意味している。

実際に、ウォークスコアのサイトを訪問して、いくつか調べてみよう。[17] たとえば、歩きやすいことで知られるニューヨークのトライベッカ・エリア。「Tribeca, New York」と叩いてみると、ウォークスコアはなんと99点。それ以外にも自転車スコアは90点、トランジット（公共交通機関）スコアに至っては100点満点と表示される。

ウォークスコアは50点もあれば車依存（Car-Dependent）からウォーカブルな街（Somewhat Walkable）へとランクアップし、70点でVery Walkable（とてもウォーカブル）、90点以上ならWalker's Paradise（歩く人にとってのパラダイス）を意味するというから、トライベッカの点数がいかに高いかがわかる。

このウォークスコアは、まだアメリカとカナダのみカバーされており、日本はサポート外ではあるのだが、試しに自分の住む東京・世田谷区の住所を打つと、機械的にスコアが出てくる。ウォークスコアは86点。評価はVery Walkableだった。「Shibuya, Tokyo」と叩くと100点、Walker's Paradiseである。

自分が体感値をはかれる地域を入れてみても、感覚とずれていなさそうである。具体的には、どうやって機械的に算出しているのだろう？　スペックの解説によれば、「日常生活に必要な場所への近さ」という一側面からしか測定していない、という。にもかかわらず、精度が高いと彼は絶賛している。

より詳細を見ていくと、ショッピング、外食、カフェ、公園、学校など、９つの異なる「アメニティ・カテゴリー」から、どれくらい直線距離で離れているか、のアルゴリズムだという。

しかし実際には、歩きやすさは特に、その街を走る車のスピードなどにも左右される。

たとえば、先日、ロングトレイルを歩くために訪れたアイスランドで、首都レイキャビクの町を歩いていると車の運転手のマナーが極めて良く、常に歩行者を優先してくれることに衝撃を受けた。最初は、ただ１人の運転手が親切なだけなのかと思ったのだが、誰もがそうだった。

— 17 https://www.walkscore.com/

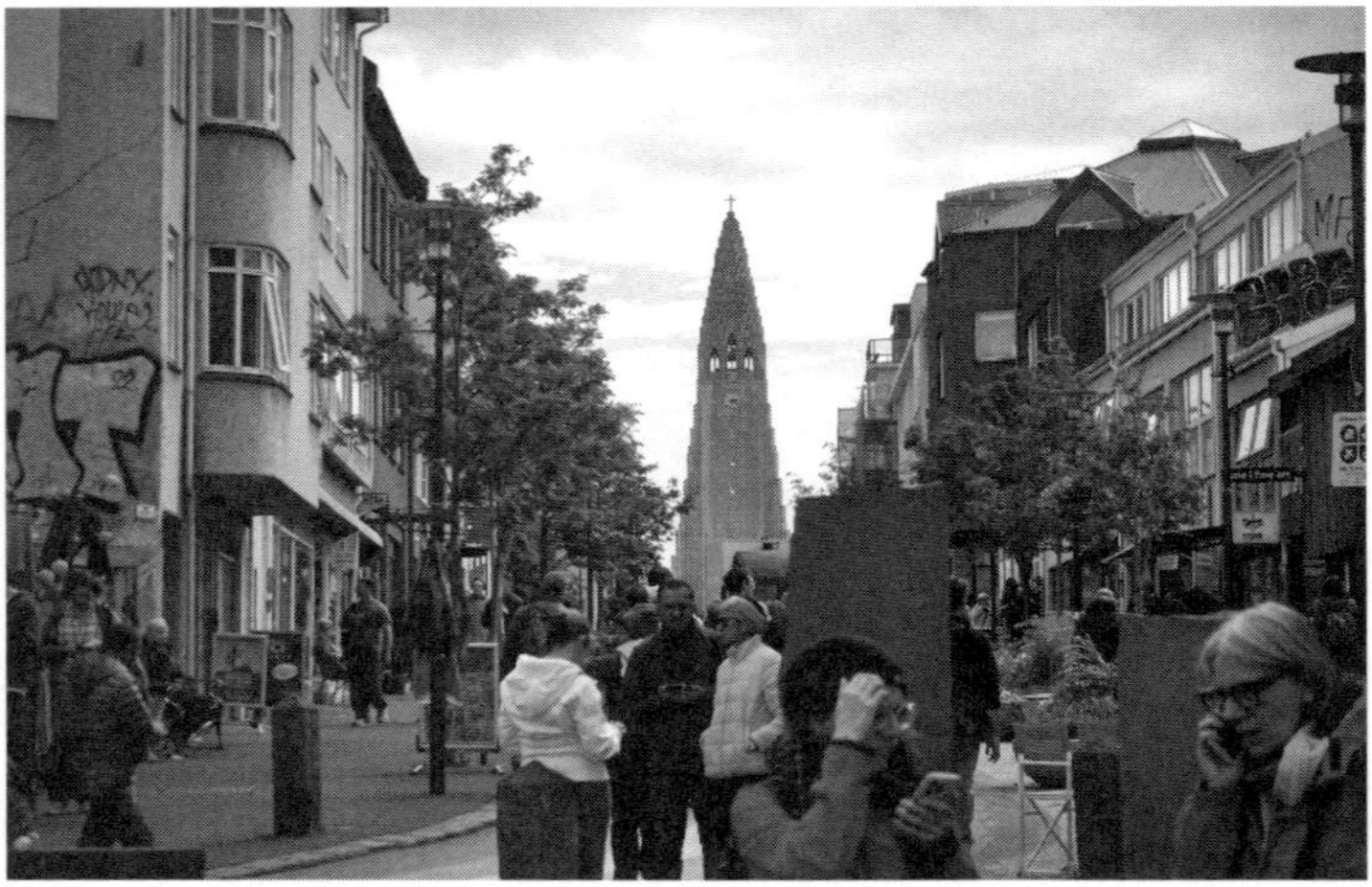

首都レイキャビクは電動キックボードより歩行者のほうが圧倒的に多い

子連れで歩いていたこともあるが、運転手の心得た振る舞いだけでこうも街路というのは安心して歩けるものなのだ。と同時に、東京ではこうはいかないという羨望《せんぼう》が入り混じった複雑な気持ちにもなった。

だが、アイスランドがサポート外であることを前提に、レイキャビクのウォークスコアを叩くと、わずか55点に過ぎない。体感的にはもっとスコアが高くていい街だ。

もっとも、様々な用途が近接して混じり合う場所は、小さな街区が多く、車がゆっくり走る傾向が強いために、この要素が測定できないアルゴリズムでも問題になっていない、ということのようだ。もちろん、いまもアルゴリズム自体の改良には取り組んでいる模様だ。

自動車vs歩行者

そもそも僕たちは幼いころから、「道路に飛び出してはいけない」「横断歩道を渡る前に、左右を確認する」といった基本的な交通ルールを教わる。何より命の危険があるのだから、そんなことは常識だと子どもでも知っている。だが、その常識が常識として形成されていったのは、よく考えればごく最近のことだ。

そしてそれは、もはや常識ではなくなりつつある。これが大きくひっくり返るような出来事がいま、これまたアメリカで起きていることをご存じだろうか。２０２４年10月、米ニューヨーク市が、横断歩道以外の道路を横断したり、信号無視して渡ったりすることを合法化したのだ。[18] ニューヨーク市だけではない。コロラド州デンバー市、ミズーリ州カンザスシティ、カリフォルニア州、ネバダ州、バージニア州に至るまで、他の州や都市も近年、すでに信号無視の歩行を合法化している。現実を見つめれば、実際には多くのアメリカ人が信号無視をしているわけで、法を実態に合わせたというわけだ。

ではなぜ、歩行者は信号無視をしているのか。ここまでお読みいただいた読者ならお気づきかもしれない。そう、最寄りの信号機や横断歩道までやけに遠かったり、目的地まで歩くのに信号無視をしたり横断歩道以外を横断したりしたほうが、単に便利だからである。それほど街が車に最適化されすぎているということだ。

こうした**「自動車ｖｓ歩行者」**という20世紀以降の攻防には、複雑な歴史が絡み合う。

いまでは想像もつかないことだが、20世紀初頭の都市の道路は、決して自動車のためだけのものではなかった。歩行者や売り子、馬車、遊ぶ子どもたちのための公共ス

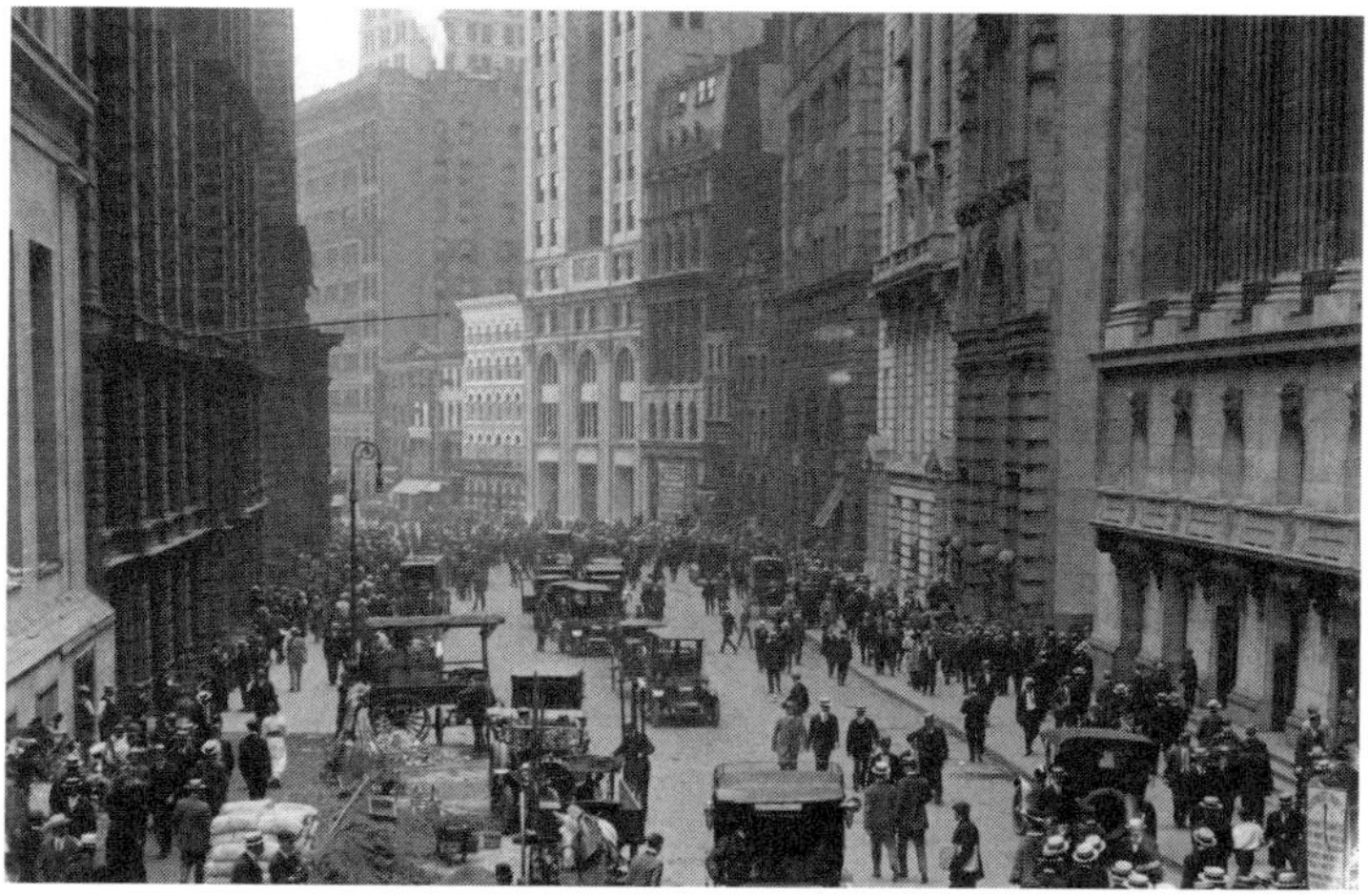

1914年のニューヨーク・ウォール街(写真:Bettmann / Getty Images)

ペースだったのだ。

ところが、自動車の普及とともに交通事故が急増し、1920年にはアメリカの自動車事故による死亡者数は1万人を突破した。このころの米ニューヨーク・タイムズの表紙には、死神が運転する殺人マシンとしての自動車のイラストが大々的に掲載されている。しかし、こうした価値観が変化し始めたのは、バージニア大学のピーター・ノートン教授によれば、自動車業界が道路を車のための空間にするべくキャンペーンを展開し、

18 THE NEW YORK CITY COUNCIL. (2024). Pedestrian crossing guidelines and right of way.

法や規範を変える努力をしてきたからだという。[19] 1920年代以降、自動車業界は**「ジェイウォーキング」**(横断違反)という概念を生み出し、横断歩道以外で道路を渡る歩行者を非難する風潮をつくりだした。ジェイとは、都市のルールを知らない「田舎者」という意味だ。つまり横断歩道を渡らなければならないという概念は、自動車業界が生み出したもう一つの「発明」だった[20]——そしてそのことが、長らく忘れ去られていたわけだ。

ところが、ここにきて過去100年の事の経緯を思い出すかのように、歩行者が権利を取り戻しつつあるのは、2020年に全米に広がったブラック・ライブス・マター(Black Lives Matter)が引き金になっていると思われる。というのも、信号無視で警察から取り締まりを受けていたのは、そのほとんどが黒人やラテン系など有色人種の歩行者たちだったからだ。[21]

ニューヨークよりも一足先に歩行者の信号無視を合法化したカンザスシティの政策ディレクター、マイケル・ケリーは、そもそも歩行者に優しくない街そのものが問題であり、道路を渡らざるを得ない歩行移動を取り締まるのは筋が通らない、と指摘する。[22]

道路を横断するのがルール違反（ジェイウォーキング）というのは、結局のところ、歩行者のために作られていない道路環境を歩く人たちを取り締まって、罰を与えるためのものなのです。

こうした人種的マイノリティ差別への反発といった要素も加わり、歩行者の安全、そして歩くことそのものが再評価され、歩行者優先の都市を目指す動きが、世界で大きなうねりとなっていくのかもしれない。そしてそこには、僕たちが現代の新しいテクノロジーをどう使いこなすかという知恵と選択が求められる。**自動運転テクノロ**

---

19 Sarah Goodyear. (2012). “The Invention of Jaywalking The forgotten history of how the auto industry won the right of way for cars”. *Bloomberg*.

20 Peter Norton. (2007). “Street Rivals: Jaywalking and the Invention of the Motor Age Street”. Technology and Culture.

21 Philip Marcelo /AP. (2024). “‘I’m Walking Here!’: Jaywalking Is Now Legal In New York City”. *HUFFPOST*.

22 Angie Schmitt. (2022). “The Progress of Jaywalking Reform”. AMERICA WALKS.

ジーのことだ。

　ニューヨーク市が歩行者の信号無視を合法化するという革新的な一歩を踏み出したのとちょうど同じころ、西海岸では、毎度お騒がせの奇才が表舞台に姿を見せていた。イーロン・マスクである。数々の未来映画を世に送り出してきたワーナー・ブラザース・スタジオで開催されたテスラの発表イベント「We, Robot」で、完全自動運転ロボタクシー「サイバーキャブ」に乗って舞台に到着したマスクは、２０２６年までに米テキサス州とカリフォルニア州でロボタクシーの投入を開始すると高らかに宣言した。

　サイバーキャブは3万ドル以下という破格の価格設定で生産開始予定だといい、20人乗りのロボバンという野心的なコンセプトも披露された。だが、こうしたロボタクシーの詳細以上に僕の目を引いたのは、彼が描き出した「未来都市」の青写真だった。[23]

　　本当に面白いのは、これが私たちの住む都市にどう影響するかです。街を車で走っていると、至るところに駐車場があることに気づきます。自動運転の世界では、駐車場（Parking lots）を公園（Parks）に変えることができます。つまり、Parking lotsから「-ing lot」を取り除くのです。

私たちが住む都市に緑地を作る大きな機会があります。それは本当に素晴らしいことだと思います。

現代社会には15億台を超える自動車が存在するが、[24]その稼働率はわずか5％に過ぎないとも言われている。そのほとんどが遊休資産として、大半の時間、都市という貴重な空間を占拠して過ごしているということだ。

マスクがいうロボタクシーが普及すれば、車両の稼働率は向上し、その遊休時間や都市の駐車場需要も減少して、都市空間の使い方は大きく変わりうる。京都大学の研究者たちによるシミュレーションでは、自動運転タクシーが普及すれば、必要な自動車の総数は84％も削減され、駐車場の面積も71％削減されるという結果を示している。[25]

23 Tesla. (2024, Oct 11). "We, Robot : Tesla Cybercab Unveil". YouTube.
24 日本自動車工業会．世界生産・販売・保有・普及率・輸出．

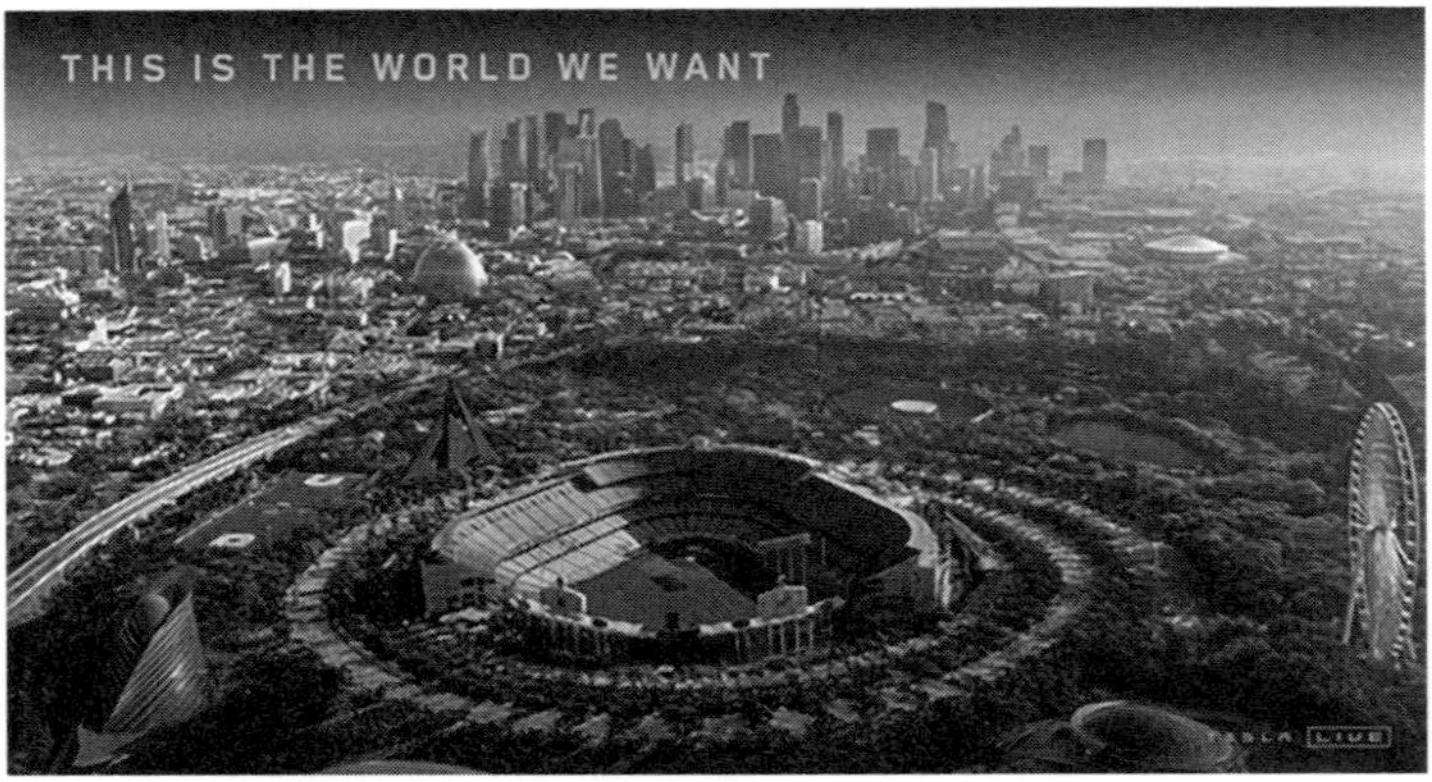

テスラが披露した未来都市と緑地（写真：YouTube）

マスクのプレゼンテーションに対して、株式市場の反応は「具体性や、技術的な詳細に欠ける」と冷ややかだったが、マスクが大言壮語なのはいつものことだ。それに、マスクが真に評価されるべきは、テスラそのものを成功させたことではあるまい。

見落としがちな視点は、伝統的な自動車企業、すなわち米フォードや独メルセデス・ベンツ、あるいはトヨタも含めて、世界中の巨大メーカーたちの意識と行動を変えてきたという紛れもない事実だ。

かつてテスラでマスクの右腕を務めた

人物は、僕にこう語ったことがある。

「イーロンは、テスラの車が何台売れて、シェアをどれくらい取るかということには、実はまったく興味がありません。彼の最大の関心は、世の中の化石燃料の車をどれくらい減らすかだけです。フォード、ダイムラー（現メルセデス・ベンツ）、トヨタなどの化石燃料のシェアを減らし、ある程度まで世の中が変わったら、テスラの使命はそこで果たされる、という考え方なのです」

この考え方をそのまま当てはめると、未来都市の実現こそが彼の最大の関心事であり、その実現は究極的にはテスラによらなくてもよいのかもしれない。もちろん、世の中のオセロをひっくり返していくために、テスラ自身も一翼を担うだろうし、相応のプランは持っているだろうが、すでに自動運転タクシーの開発競争はグーグル（WAYMO）やアマゾン（ZOOX）といったビッグテック同士が熾烈《しれつ》な競争を繰り広げているのは周知の通りだ。

25 松中亮治，大庭哲治，住川俊多，都市内交通シミュレーションを用いた共有型完全自動運転車両の普及による社会的便益に関する研究，都市計画論文集，2020．

つまり、テスラ自体が自動運転タクシーで成功するかどうかは、実は焦点ではない。真に問われるべきは、僕たちが自動運転というテクノロジーを通じて理想の都市を実現できるか、だ。そして、マスクは再び世界に道を示そうとしているのではないか。

僕たちが自動運転というテクノロジーに魅力を感じるのは、マスクが未来都市から逆算して提示したビジョンが、１００年の時を経て失われた「歩行者のための都市」を取り戻す鍵となるかもしれない――そんな希望を見出すからにほかならない。

メトロサピエンス

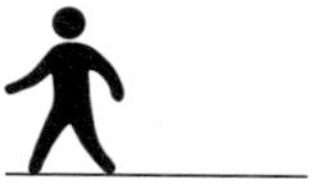

一つのエポックが訪れたのは、２００８年のことだった。人類史上、初めて**都市部に暮らす世界人口が過半数**となったからであり、このことは人類学者たちの間では共通認識となっている。その数、34億人。そして２０５０年の予測では、これが63億人

へとほぼ倍増する。

米ジャーナリストのフローレンス・ウィリアムズは、「人類は重要な決断を下し、いわば一線を越えた」と、これに警鐘を鳴らしている。[26] また別の人類学者は、これ以降の現代人を「**メトロ（都市）サピエンス**」と名付けている。[27]

世界保健機関（ＷＨＯ）によれば、いまや世界の成人の４人に１人（27・５％）が、推奨される身体活動レベルを満たしていない「身体活動不足」に陥っているのが現代という時代だ。これは、約14億人の成人に該当する。[28] さらに青少年（11〜17歳）に至っては81％が身体活動不足というから深刻だ。そして、その主な要因の１つとして指摘されているのが、実は「都市化」だ。

---

26 フローレンス・ウィリアムズ．NATURE FIX 自然が最高の脳をつくる．ＮＨＫ出版．２０１７．
27 Jason Vargo. (2014). "Metro sapiens: an urban species". *Journal of Environmental Studies and Sciences.* 4, 360-363.
28 WHO. (2022). Global Status Report on Physical Activity.

これまで見てきたように、メトロサピエンスは歩行から自動車へと移動手段が変化し、それを前提に設計された空間に居住し（つまり安全な歩行空間は不足し）、大気汚染や異常気象などによって屋外活動が制限され、かつ長時間座ったままのライフスタイルが主流になっているということだ。最新の調査によれば、世界の平均スクリーンタイム（スマートフォン、タブレット、テレビ、PCなどを見ている時間）は1日当たり6時間35分にもおよぶ[29]。特にテレビとPCを見ている時間はほぼ座り続けているだろう。

確かに都市は、あらゆることが効率的だ。しかしそれは強く意識しない限りにおいて、こうして歩かなくなってゆくことを意味している。この原稿を書きながら、Uber Eatsでランチを済ませた自分も含めて。

これについては、超過密国家シンガポールの霊長類学者マイケル・ガマートが、まさに端的に指摘している。自国について、国を挙げて人体実験を行っているようなものだ、と語っている[30]のだ。

「自覚しないまま、人間を家畜化しているのだから」と。

「家畜化」とはどういう意味だろう。食料の供給を（飼育主ではないにせよ）誰かに依存して、周囲に潜む命の危険から守られた、というよりそもそも身の安全を考えること自体を忘れさせられた状態、ということだろうか。そして、都市のルールに従順なこと、つまり自由と引き換えに。

それが歩くという側面では、自動車を中心に設計された都市の中で、歩いてよい道すらも制限されるどころか、歩行者、すなわち人間そのものが冷遇されている、と。

SF作品の巨匠 レイ・ブラッドベリは、こうして人類が進みゆく未来を、ある意味で予見していたのかもしれない。彼が広く知られているのは、本の所持が禁じられたディストピア小説『華氏４５１度』だが、実は短編『歩行者』という物語をひっそりと世に問うている。

時は、街を歩く人間など誰一人として存在しない２０５３年――誰もがテレビを楽

---

29 Banklingko Team. (2024). "Revealing Average Screen Time Statistics". Banklingko.

30 脚注26と同.

しんでいる時間に、主人公のレナード・ミードの楽しみは散歩をすることだった。ところがロボットの警官は彼を呼び止め、職務質問をする。職業は作家だと答えても理解されない。そして、「ただ歩いていただけだ」と答えた段階で、ミードは精神的に後退していると疑われ、研究所へ連行される。そこには、人間性の喪失という、不気味だが非現実的と一笑に付すことのできない未来絵図が描かれていた。

Step 4

足のこと

二足歩行という人体の奇跡

人間は、唯一完全に二足歩行するサルである。

―――― チャールズ・ダーウィン（生物学者、地質学者）

歩くメカニズム

２０２４年６月１日付け日本経済新聞の「私の履歴書」に掲載された、ノーベル生理学・医学賞受賞者の本庶《ほんじょ》佑《たすく》・京都大学教授の記事に、興味深い話があった。

本庶教授は２０２２年の交通事故をきっかけに、左手と左足が不自由になり、車椅子生活を強いられている。この2年半、リハビリに励み、筑波大学の山海《さんかい》嘉之《よしゆき》教授が手掛けたロボットスーツ「ＨＡＬ」を使って歩行訓練をしているという。はっと気づかされるのは、「とにかく脳が疲れる」という一節だ。足を動かす際の膨大な情報を処理するのに、脳が追われている感覚だ、と。

米ハーバード大学の人類学者ダニエル・Ｅ・リーバーマンは、著書『運動の神話』

の中で、こうした本庶教授の実体験と合致する指摘をしている。

何も考えずに歩けるということは、素晴らしい神経系のなせる見事な技だ。残念なことに、事故や脳卒中を経験しなければ、これらのパターン化された動作や反射について考えることはまずない。

では、この「歩く」という一見単純な行為の裏側では、いったいどんなメカニズムが働いているのだろう？

この問いを掘り下げてゆくと、人間がなぜ直立二足歩行を選択したのか、という深淵な謎に行き着く。そしてこれは、都市化という人体実験と表裏一体の関係にある。人間が歩かなくなることの本質的な問題を理解するためには、長い歴史の時間軸の中で、歩行という行為をとらえておく必要があるからだ。

リーバーマンは同書の中で、人間の歩くメカニズムについて詳細かつ専門的な解説を展開してくれているのだが、かいつまむとこういうことだ。

片足が地面に接地するとき、身体を少し持ち上げることで、エネルギーが蓄えられる。これが「位置エネルギー」だ。その後、身体が前に進むときに、この位置エネルギーが「運動エネルギー」へと変換され、スムーズな前進を可能にしている。

つまり、重心を少し持ち上げる際に使ったエネルギーの一部が、前進のためのエネルギーとして回収されている、ということだ。この「エネルギーの交換システム」によって、僕たちは無駄な力を使うことなく、効率よく歩くことができている。

この仕組みは、**逆さまの振り子をイメージ**すると理解しやすい。

床に固定された支点が足、振り子の棒が脚、そして重りが人間の重心に相当する。重心を持ち上げた際のエネルギーは位置エネルギーとして蓄えられ、重りをわずかに前方に傾けるだけで、身体の重心は重力とともに回転しながら前へ展開していく。

人間の歩行が効率的だといわれるゆえんは、まさにこのエネルギー転換による効率

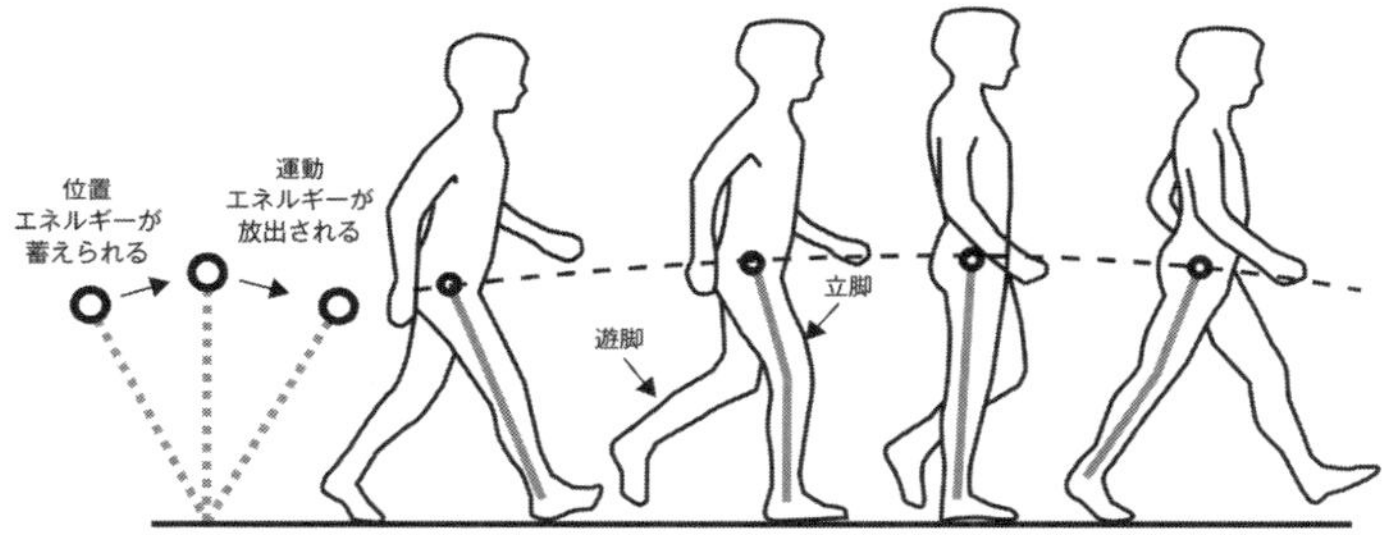

歩行のメカニズム（出所：『運動の神話 下』（ダニエル・E・リーバーマン））

性の巧みさにあるのだ。

しかし、こうした歩行のメカニズムが達成すべき目的は、効率的な移動だけではない。もう一つの目的は「転ばないようにすることだ」とリーバーマンは指摘する。平坦に均されたアスファルトを歩いているだけの僕たちにはあまりピンとこないが、二本足で歩く僕たち人間は、四本足で歩くイヌやネコよりも元来、横に倒れやすい不安定な動物なのだ。

だから人間の骨盤の形状は、二本足で歩いても横に倒れないように、横に幅広く形づくる、という自然選択をしてきた。

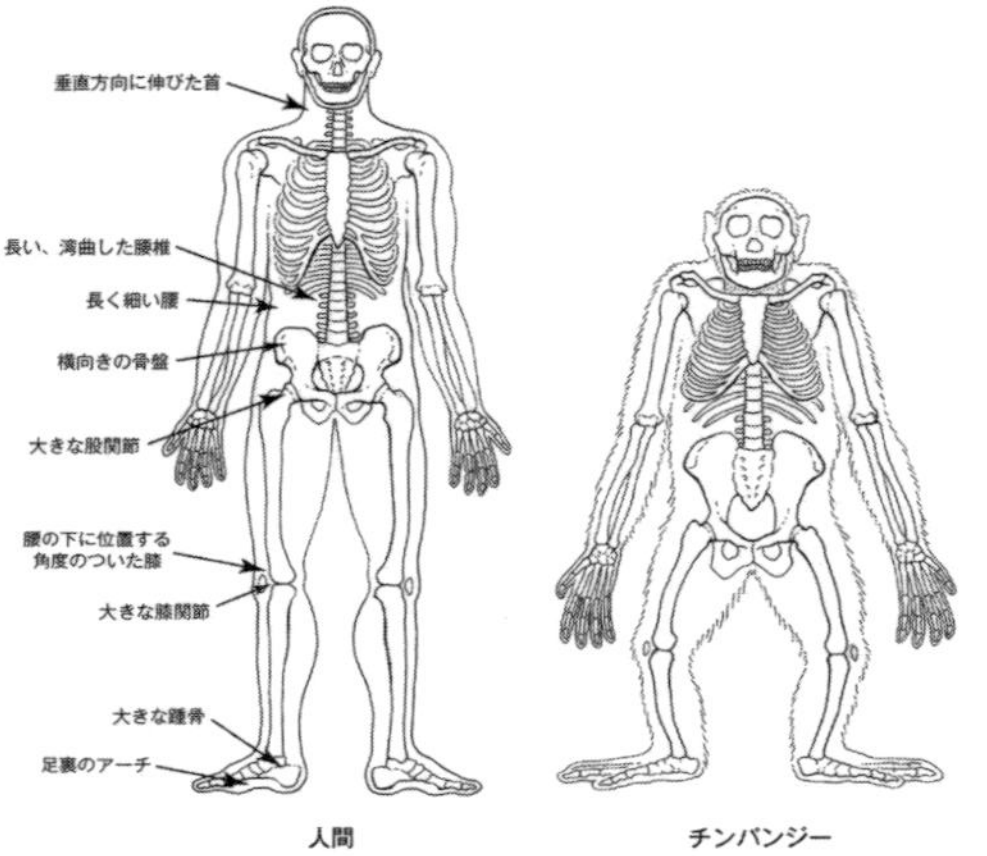

チンパンジーには存在しない、人間の二足歩行のための適応（出所：『運動の神話 下』（ダニエル・E・リーバーマン））

骨盤だけじゃない。筋肉が腰の側面に走っているため、片足だけが地面に接地しているときでも、その筋肉が収縮して、倒れるのを防ぐように進化した。

そのほか、長い、独特の湾曲した腰（いわゆるS字カーブ）や、大きなかかとの骨、足裏のアーチ状の土踏まず、前方を向く足の親指、安定性の高い足首、長い脚、強化された膝、内側に傾いた太もも、大きな股関節、そして垂直に伸びた首。これらはたとえばチンパンジーには見られない、人間特有の特徴であり、効率的な二足歩行のための適応だった。歩くという行為の裏側では、これらの進化の奇跡が複雑に絡み合いながら、無言で効率よく働いているのだ。

歩いて痩せたら困る

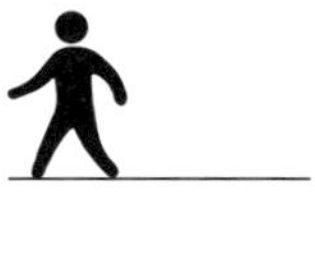

チンパンジーは歩くのに人間の2倍のエネルギーを消費するという。[1] だから長距離は歩けない。裏を返せば、人間がいかに効率的な長距離歩行者として進化してきたかを物語っている。僕たちの祖先は、食べ物を求めて、森から森へと移動し続けていたのだろう。

このことは、意外な事実を導き出す。もしあなたがダイエットのために歩こうとしているなら、それが期待外れになる、ということを。

1 Herman Pontzer, David A. Raichlen, Peter S. Rodman. (2014). "Bipedal and quadrupedal locomotion in chimpanzees". *Journal of Human Evolution 66.*

というのも、人類学の視点から見れば、人間がただ歩くだけで簡単に痩せたら困るのである。なぜなら人間は食べるために長距離を歩いていたのであり、歩くだけでそう簡単にエネルギーを消費しないように進化してきたからだ。

そう、健康やフィットネスのためではなく、ただただ生き延びるために歩いていただけだ。たとえば、米ダートマス大学の人類学者ジェレミー・デシルヴァは、「歩いてもやせるわけではない」と、著書『直立二足歩行の人類史』の中で断言している。さらに興味深いのは、リーバーマンの指摘だ。彼は先述の『運動の神話』の中で、この「痩せる・痩せない論争」をめぐる、様々な研究を紹介している。

中でも予想外なのは、464人の女性に、普段の生活に加えてウォーキングを課した実験の結果だ。毎日140分（約8㎞）歩いた人の体重は半年後に2・5kgしか減らなかったが、これが210分だと、さらに少ない1・5kg減だった、というのだ。

理由は簡単で、食事の量が増えたからだ。

人体は、エネルギーバランスがマイナスになると飢餓反応が起こり、均衡を取り戻そうとする。そして、**狩猟採集時代との大きな違い**は、エネルギーバランスがマイナスになっても、僕たちは簡単にエネルギー補給できてしまう、ということだ。

リーバーマンいわく、現代の肥満の主たる原因は、運動不足以上に「食習慣」のほうにあることは、多くの専門家の一致する見解だ。現代人は歩かないから肥満にまつわる不具合を招いているだけではなく、「食べすぎて、かつ歩かない」ということなのだろう。

狩猟採集時代の1日

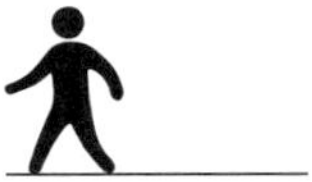

僕はこのことを身体で理解したくなり、狩猟ガイドの元を訪れた。このこととは、狩猟採集時代の歩行のことである。

「農業革命は、史上最大の詐欺だった」

歴史学者のユヴァル・ノア・ハラリはかつて世界的ベストセラー『サピエンス全史』の中で、そう断じた。僕たち人類はほぼ全歴史を通じて狩猟採集民だったが、豊かな世界が狂い始めたそもそもの始まりは農業革命だった、というのがハラリの言いたかったことだ。

それは人口爆発、つまり種の数を増やしていくという意味では成功だったが、企業の経済的成功が必ずしも従業員の幸福度とは一致しないのと同じように、個々人は狩猟採集時代のほうがはるかに刺激的かつ多様な時間を送り、飢えや病気の危険すら小さかったのだ、と。

僕が訪ねたガイドの成田賢二《なりたけんじ》は、普段は消防では手に負えない山岳救助や遭難捜索に携わり、山岳での特殊作業に豊富な経験を持つエキスパートだ。むろん、猟銃を使った狩猟についても。彼に、「歩く」という切り口で狩猟採集時代の1日を追体験したいのだと丁寧に説明すると、理解と興味を示してくれた。

そして、梅雨時の源流上りで、できる限り狩猟採集を再現する計画を立ててくれた。この季節には、狩猟によって動物性のタンパク質を摂取するにはシカやイノシシなどの獣ではなく、イワナなどの渓流魚を追うのがメインらしい。また、採集は木の実やキノコではなく山菜が採れる時期だ。

場所は国内某所としか明かせない（そこに人が集まって乱獲されては困るからだ）のだが、東京都内からそれなりにアクセスの悪い場所を指定されたから、狩猟・採集をするには季節によって動植物の生態に合わせて北上したり南下したりする必要があったのだろう。もちろん、かつては歩いて。

のっけから気づかされたのは、山を登ることとの最大の違いは、目的地が存在しないことだった。今日の飯にありつけるまで、歩き続けるのだから。

「目的に縛られているのは現代人だけですよ」

そう成田に淡々と諭される。

「ただ歩いて、食えるものがあって、のんびりできればそれで十分です」

さらに、いかに足の置き場を毎回選ぶ必要があるか、ということも現代の歩行とはわけが違った。アスファルトであれ、階段であれ、特に注意することなく普段は歩くことができているが、その足場への意識を忘れさせてきたのが都市なのだ、と痛感させられる。

たとえば沢の中には、急流で目視できない大きな岩がそこかしこに潜んでいた。前日の雨で増水していたこともあろう。一歩一歩、足場を選び抜きながら歩いた末の、2万歩。

都市が奪ってきたのは、それだけではない。

ほとんど常に転ばないように気をつけて歩くことも普段と大きく違う。ここで初めて、リーバーマンが歩行のメカニズムが達成すべき目的の一つが「転ばないようにすること」だと指摘していた意味を、ようやく身をもって理解することになる。

そして、イワナを求めて上流へと歩く成田から引き離されないように必死に追いな

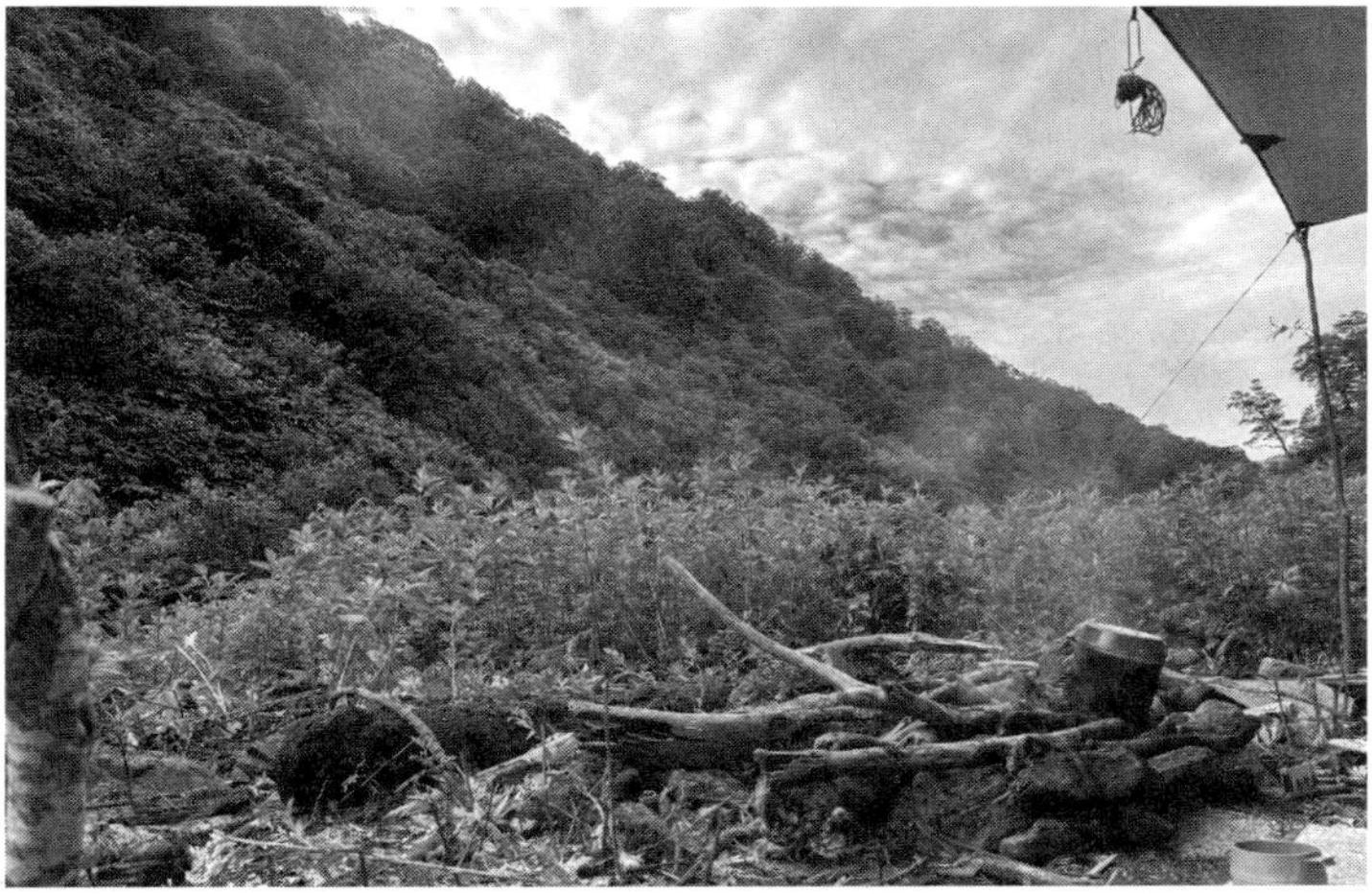

野営の地。一晩分の薪を集めるのもかなりの重労働だった

がら、さっきまで魚を獲ろうとしていたじゃないかと文句を言いたくなるのをぐっとこらえる。ここに山菜がありそうだとなれば常に軌道修正を図る、成田のその展開の速さにもまた、身体も、そして脳も追いつくのがやっとだ。

と同時に、食べられる山菜——ウルイやウド、フキなど——の姿かたちを覚えなければならない。たとえばウルイには見た目がよく似た毒草も存在する。さらに、どの部分が食べられるのか、あるいはどれくらい若いほうが美味いのかといったことを、必死にその場でスピーディに身体で吸収していく。

何しろ、ここは電気すら通っていない奥深い森の中である。暗くなる前に収穫し、それを野営の地に持ち帰って、獲った魚を捌いて、料理まで済ませる必要があるのだ。

1日2万歩とはなんとなく事前にイメージをしていたが、それは現代のアスファルトを1万歩歩く、その倍程度だろうという話ではまったくなかった。

「歩くことそのものを目的としての2万歩じゃない。ものを探し歩いて、獲って、結果としての2万歩です」

山歩きにはそれなりに慣れていたつもりだったが、道なき道（登山道などそもそもない）を2万歩歩くことの壮絶さは、はるかに想像を超えていたし、確かに人体がこの程度で痩せてしまう設計になっているとしたら困る、というくらいの食料しか得ることができなかった。

こうして僕は、人類が集団として失って久しい記憶の一部を垣間見るとともに、かつての「歩く」という行為の意味を全身で噛みしめることとなった。

足は精密機器

視点を足元に切り替えよう。

解剖医でもあった天才レオナルド・ダ・ヴィンチが、人体の中で最も注目したのは「足」の構造だった。

足は、人間工学における最高の傑作であり、芸術作品である。

それもそのはずで、足の骨の数は左右合計でなんと56個。全身の骨がおよそ２０６個だから、その4分の1を足だけで占めている計算だ。骨の数が多い分、関節や筋肉の数もそれだけ多い。つまり、細かな部品が大量に使われているハードウェアということだ。そして、着地のときには衝撃を吸収して、地面を蹴り出すときには硬くなる、

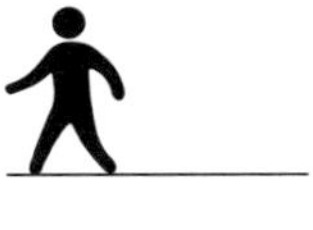

いわば複雑な「精密機器」なのだ。

中でも重要なのは、アーチ（土踏まず）。走るときには体重の2倍の荷重が身体にかかるが、まるでバネのように作動して、その衝撃をアーチと足首だけで54％も吸収する[2]というから驚く。

自分の足を普段、まじまじと眺めることなどあまりないだろう。ゆっくりと、床を踏んでみてほしい。足がじわりと大きく広がっていく様子がわかるはずだ。このわずかな動きがバネとなり、日々の歩行の衝撃を吸収してくれている。これが機能しなければ、衝撃がよりダイレクトに膝や腰に伝わって負担が増すであろうことは想像にかたくない。

さらに、足はセンサーの役割も果たしている。人体の中で唯一、大地とつながる感覚器でもあるのだ。

精巧なハードウェアとしての足が取得する情報は、僕たちが想像している以上に、実に多岐にわたる。圧力や振動、足底にかかる力の変化（傾斜など）といった機械的な刺激からの情報を脳に伝え、これに視覚などを融合させた膨大な情報を蓄積することで、僕たちの身体は倒れないようにバランスを取っている。冷たさや暖かさという温度情報を脳に伝えて体温が下がらないよう僕たちは適切に対処することができる。濡れているかどうかもそうだし、痛みを感じればその信号も脳に送られる。先の本庶教授が、そういった足からの情報処理に脳が追われている感覚だ、と言っていたのもこういうことだったのかもしれない。

よく、ピアノを弾くことは、手の指を使うという意味で、脳によい影響を与えると言われる。かたや、足の指から得られる情報を処理する脳についてどれくらい使っているかを想像すれば、いかに僕たちが普段、足を軽視しているか、もっといえば、足指を縛って拘束してしまっているか、ということになろう。

2024年の夏、僕は東京・高尾を訪れた。こうした裸足のことを科学して、啓蒙しているイギリスのシューズブランド「Vivobarefoot」（ビボベアフット）を日本に持ち込んだ人たちと、裸足で山の中を歩くためだ。

「現代の靴には『機能性』というものが備わっているという大前提を、まずは人々にもっと知ってほしい」

Vivobarefootディレクターの小峯秀行《こみねひでゆき》はそう語る。

機能性とは、たとえば前に進む推進力を高めてくれるもの――流行りの厚底クッションもそうだ――もあれば、地面からの「冷たい」といった情報を遮断する機能もある。

実際に裸足で地面に触れた瞬間、違和感に襲われた。目で得ていた情報と、足の裏で感じた情報が合致しなかったからだ。というのは、前日に雨が降っていたとはいえ、水たまりはなく、少し湿っている程度だろうと思っていた土の上に素足を乗せると、足裏が告げる感覚は、視覚がもたらすイメージよりもずっと濡れていたのだ。

ハーバード大学の医学准教授ジョン・J・レイティに言わせれば、僕も野生の身体感覚を長らく失っていた、ということなのだろう。

底が分厚く曲がらない靴は、足からは固有受容性感覚を奪い、脳と神経回路からは数百万年にわたってわたしたちを指揮してきた情報収集力と情報処理能力を奪ったのだ。

——ジョン・J・レイティ『GO WILD 野生の体を取り戻せ！』

つまりこういうことだ。脳は、過去の経験や現在の足裏感覚に基づいて次の身体の動きを予測する。たとえば、凸凹した地面に足を踏み出すとき、脳は足の着地を予測して準備を整え、必要な筋肉が事前に調整されることで転倒を防ぐ。この脳の予測を「フィードフォワード」と言う。

ところが、分厚く曲がらない靴に履き慣れていると、脳に対して感覚情報が十分に「フィードバック」されず、その結果、脳は地面の状態や身体の微妙な動きを予測するのが難しくなる。フィードバック情報が長らく遮断されていたために、僕の脳は、視覚や経験を通じた適切なフィードフォワード制御を発揮しにくくなっていたのだ。

ただ、次第に目と足からそれぞれ得られる情報が脳の中で合致していく感覚を取り戻し、それが不思議と心地よい感覚だった。

さらに面白いのは、土の上に顔を見せて自由にうねる、木の根を踏んだときだ。自分の足をよく観察すると、勝手に指から足全体の形状までが、自然に木の根の形に沿うように柔らかく変化して、根をつかむようにして自分が立っていた。

典型的な、底が硬くて分厚い登山靴だと、そうはいかない。木の根のような場面では、地面と「点」で接してしまうために、身体がグラグラして安定しないのだ。足裏からの感覚が遮断され、脳がバランス調整に必要な情報を受け取りにくいのだろう。それだけではなく、バランス調整のための足の柔軟な動作を、硬いシューズが阻害してしまう。しかし素足なら、いわば「面」で大地と接することができる。ゆえに足裏の感覚入力から十分なフィードバックが得られ、身体が安定し、足腰の筋肉にも余計な力が入らない。

つまり、である。地面に落ちている石やガラスの破片などから単に足を守ってくれる以上の機能たち、いわば過剰なスペックが、僕たちが認識する間もなく、というよりほとんど理解することなく、現代の靴には搭載されている。

ということは……？

「逆に言えば、本来の身体機能を使えないまま、歩き続けているということですか？」

「そういうことです」

何より驚いた瞬間は、小峯の素足そのものを見たときに訪れた。まるで現代人のそれとは形が違うという表現が正しいのかは分からない。ただ、いかにも鍛え抜かれた痕跡があり、だから同行したカメラマンの1人も息を呑んだのだろう。後に「あんな人間の足は見たことがない」と囁いた。「靴のサイズ」という意味の長さのことじゃない。全体的に、立体的に大きく、大地をつかむための筋肉が、がっしりついているという印象だ。

ふと好奇心に駆《か》られて、「裸足の民族」について調べ始めた。やはり小峯のそれと同じように、いやそれ以上に、現代人とはまったく違う写真が次々と見つかった。

事実、裸足での生活が足の発達に寄与するという趣旨のペーパーも、複数存在する

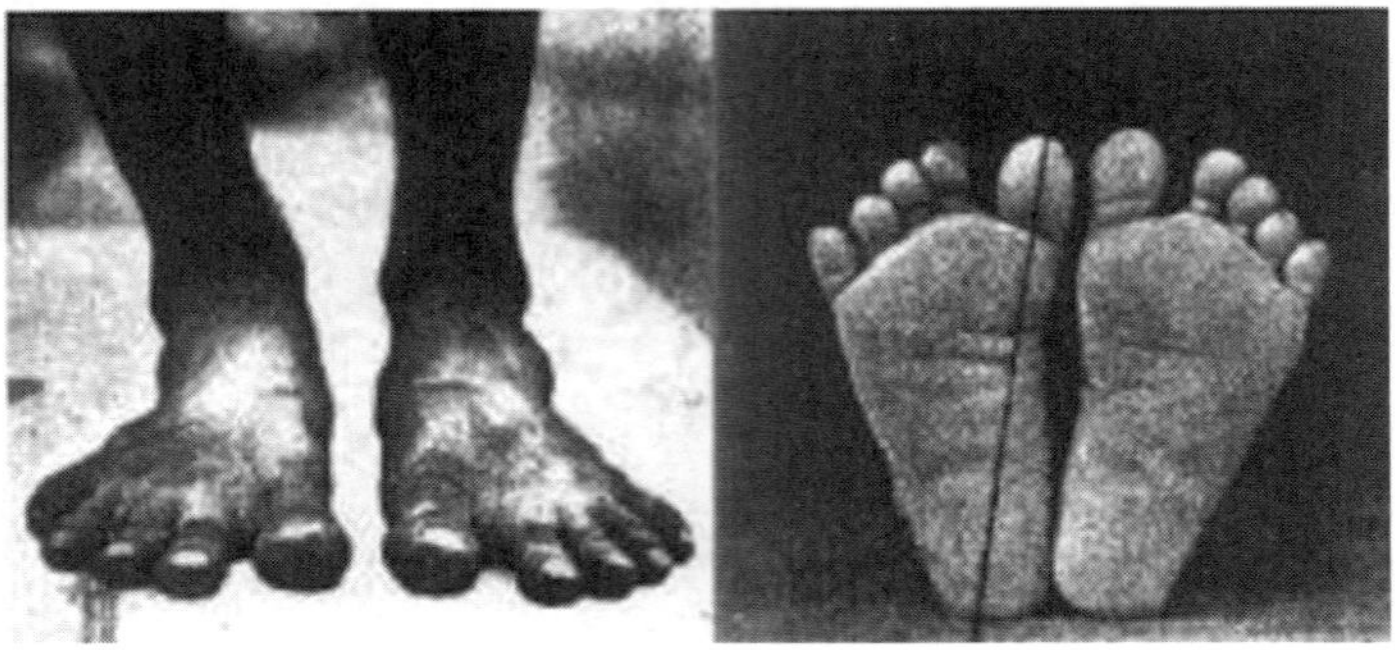

出所：Hoffmann Phil. (1905). “Conclusions drawn from a comparative study of the feet of barefooted and shoe-wearing peoples”. The American Journal of Orthopedic Surgery. s2-3(2), 105-136.

ことがわかった。

たとえば、早くも1905年には、アメリカの整形外科ジャーナル（The American Journal of Orthopedic Surgery）において、フィル・ホフマン博士は、「裸足の人と靴を履いている人の足の比較研究から得られた結論」（Conclusions drawn from a comparative study of the feet of barefooted and shoe-wearing peoples）と題した論文を公表している。そして、「裸足で歩くと足の指が自然と広がり、身体の安定性が向上する」と結論付けている。[3]

なにより、写真がそのことを雄弁に語っていた。現代人の足とは似ても似つかぬ、力強さを宿した足裏だ。

やはり僕たちは、自分たちの「足」のことに、無頓着すぎるのかもしれない。なぜなら、これほどの精密機器として生まれつき備わった、いわば「人体の奇跡」ともいうべき足のことを無視したシューズばかりを、いつも履いているのだから。

現代の纏《てん》足《そく》

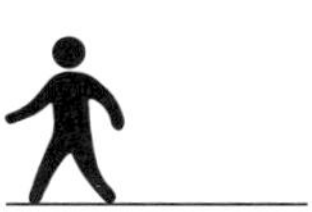

僕たちの身の回りには、まるで空気のように当たり前すぎて気づかない、あるいは疑問にすら思わないような慣習や概念が数多く存在する。

つま先の狭い、尖《とが》った靴もそうだ。

3 Beatriz Carpallo Porcar, Daniel Sanjuán Sánchez, Paula Cordova Alegre. (2024). "Las ventajas de andar descalzos (o como si estuviéramos descalzos)". THE CONVERSATION.

僕の社会人としての出発点は出版社の書店営業マンだった。だから1年目は革靴を履いた。2年目以降も経済誌の記者として大企業を中心に取材をしていたから、スーツに革靴生活は数年送ったことになる。

入社したころは特に尖った革靴が主流で、次第にそれも落ち目になり、少し丸みを帯びたものが徐々に店頭での売り場面積を広げていった。いずれにしてもつま先が窮《きゅう》屈《くつ》であることに変わりはなく、目まぐるしく移り変わるファッショントレンドに左右されるだけだった。そして、それしかほぼ選択肢はなかった。

ただ、僕はその後、革靴を履かなくても失礼のない服装に徐々に切り替えていった。足がとにかく窮屈で歩きにくくて、とどのつまり、やっていられなくなったからだ。

革靴を履かないことは、たとえば大事な大企業の社長取材の席では「作法」に反するし、「失礼なやつだ」と思われて損をするのは自分である（いや、会社もか）。ただ、それでも熟考を重ねた質問や、記事そのもので勝負しようという気概を持って努力を積み重ねてきたつもりだ。

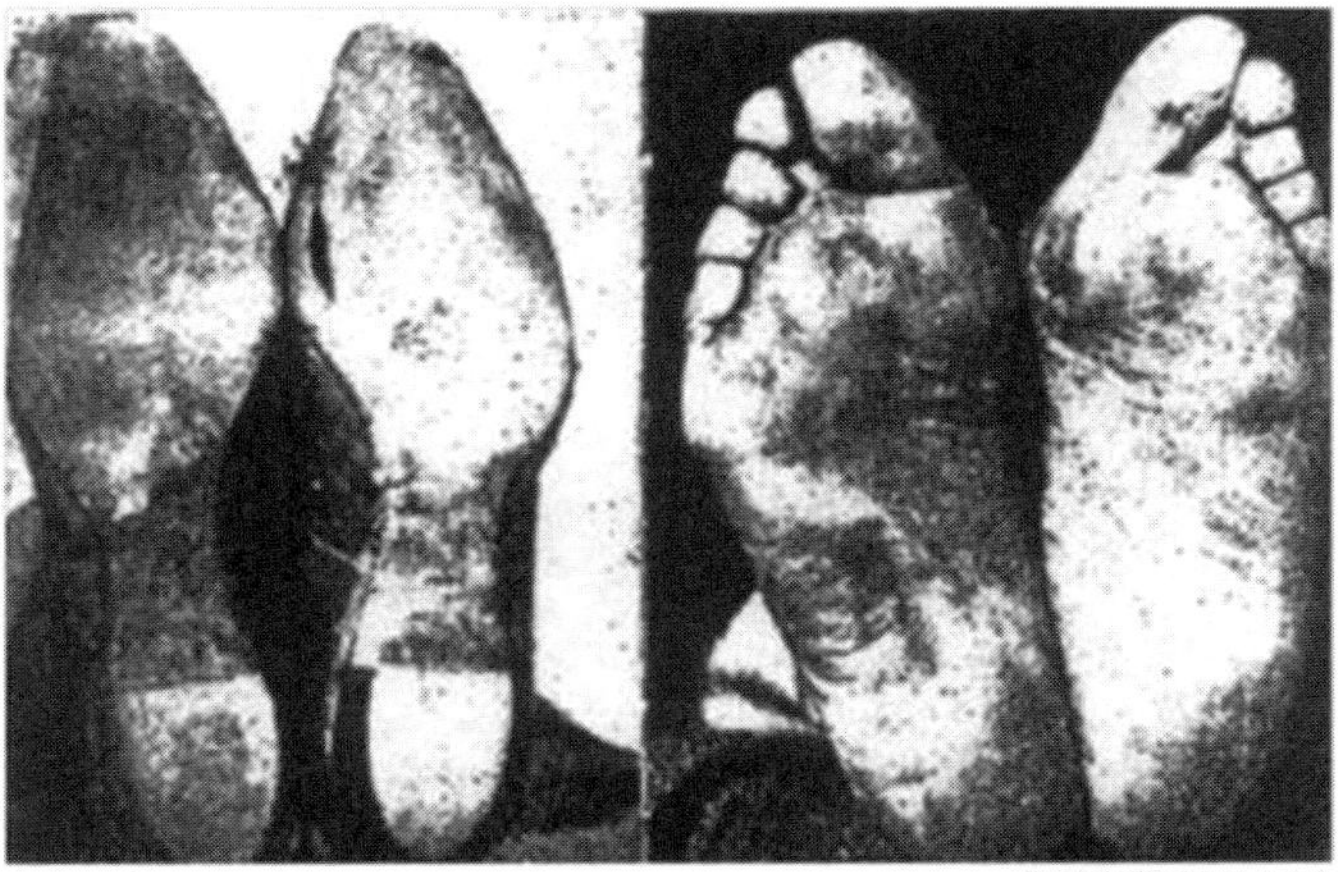

靴を履いて生活をした足部

出所：Hoffmann Phil. (1905). “Conclusions drawn from a comparative study of the feet of barefooted and shoe-wearing peoples”. The American Journal of Orthopedic Surgery. s2-3(2), 105-136.

それがいまになって、ただのひねくれ者だったことも奏功して、自分の足はそれほど壊れずに済んだ、といえるのかもしれない。

それは、かたや父親の足が変形してしまっているのを見るたびに思うことだ。父だけではなく、叔父も同じだった。共通するのは、若いころから革靴を履いて歩いてきたことであり、ゆえに親指が結構な角度で身体の中心から外側に反っている。

いわゆる外反母趾《がいはんぼし》という現代病である。

この外反母趾は、無論女性も事情は同じだ。むしろヒールやパンプスしか履か

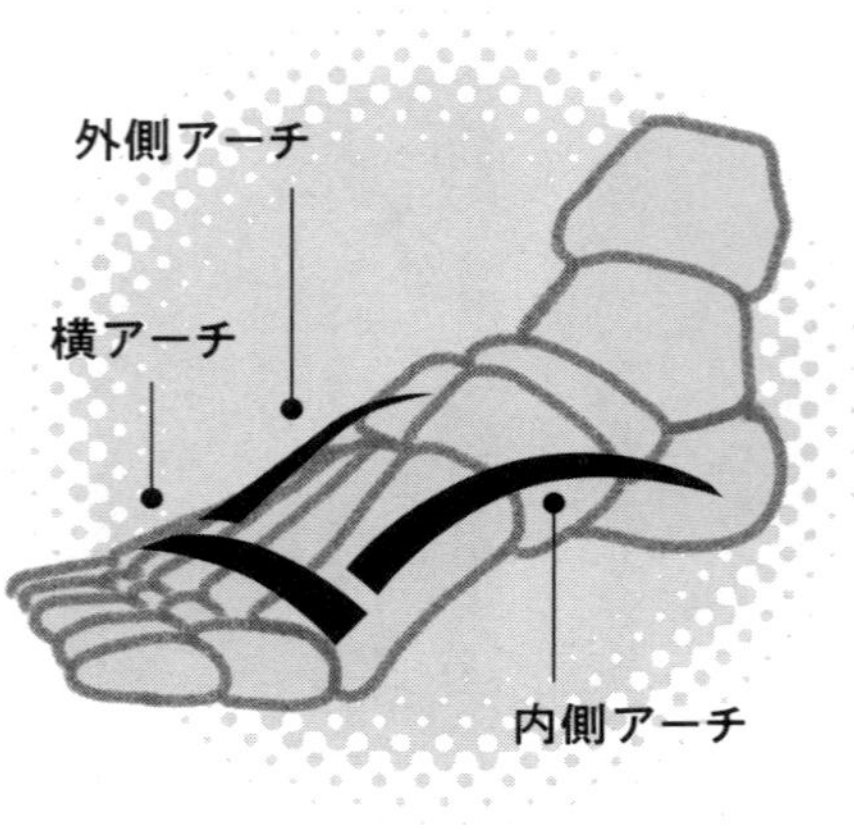

図6. 足の構造

ない女性のほうが圧倒的に多いというデータもある。そしてこれが問題なのは、見た目が痛々しいことだけではない。足のアーチ（土踏まず）が機能しなくなることにある。人間の足は精密機器、とは説明してきた通りだが、親指の角度が自然な位置にないと、骨格構造上、このアーチが荷重の際に崩れ落ちてしまうのだ。

このアーチは、歩くときに体重の衝撃を吸収するバネやクッションの役割を果たしているから、これが崩れるということは、膝や腰の痛みが増していき、姿勢が崩れ、ひいては歩くことがままならなくなるということでもある。つまり、歩行が安定しなくなってゆく。

世界的にも著名な米国の足病医で研究者の レイ・マクラナハンは、自身も足の指が曲がり（外反母趾で、第二指が親指の上に乗っていた）、膝や背中を痛めるなど多くの問題を抱えたという。

当時、手術では親指の内側の筋肉を切断するのが一般的だったが、本当に切るのが適切なのか、もっと根本的に治すことはできないのかと考え、彼は足の指にはさむシリコン製のギア「Correct Toes（コレクトゥー）」を開発した。25年前にこれを開発した当時は、米足病学会ではあまり興味を持たれなかったが、いまではヨガや理学療法、健康コーチングなどの分野に広がり、米ランニング専門店にはだいたい置いてあるという。

彼は「Natural Toe Spray（自然な足の指の広がり）」と言っていたが、コレクトゥーは「足の指を開かせる」ための道具だ。彼によれば、靴のつま先が狭いことの問題点は以下の通り。

- 市販のシューズは、ファッション性が優先されており、**自然な人間の足の形をしていない**
- 血流はつま先の間を通るので、足を圧迫すると血流が妨げられる。つま先が広がっている靴だと、**バランスを取るのが容易**になり、**血液の循環や血流にも影響**がある
- 足が変形して姿勢が崩れ、身体の痛みにもつながる。足が自然な形になれば、**外反母趾などの変形も防げる。足の筋肉も約10％強化される**

革靴とはまあ、「そういうもの」なのだ——。

果たして革靴が嫌になった僕ですら、そう思い込んでいたが、本当にそうなのか？

つまり、これは「ビジネスマナーであるから我慢して履かなければならないもの」であり、それに縛られるのが嫌なら、若さゆえに反発していたころの僕のように、「別の靴を履けばいい」というだけの話なのだろうか？

僕がたどり着いた答えは明確だった。「尖った靴という物語」は、遅かれ早かれ終わりを告げる、と思うようになった。つまり革靴とは、我慢して履かなければならないものではない。つま先が狭いこと、靴の形に人間が合わせなければならないということ自体が、本来は不自然なのだ。

それはまさしく「**現代の纏足**」であり、少なくともそれが主流である時代は気づけば過ぎ去っていた、ということになってゆくはずだ。理由は単純で、身体を蝕《むしば》むからである。まさにタバコのように——。

それは、元来、人間が尖った靴を履くようになったのはなぜなのか、という源流をたどっていくと、よりそう思うようになった。

手元に1冊の本がある。2001年に発行された『The Complete History of Costume & Fashion : From Ancient Egypt to the Present Day』(コスチューム&ファッション全史:古代エジプトから現在まで)という未邦訳の分厚い資料だ。ファッションと衣装の歴史を網羅的に扱ったもので、各時代の社会背景や文化的な影響とともに、衣

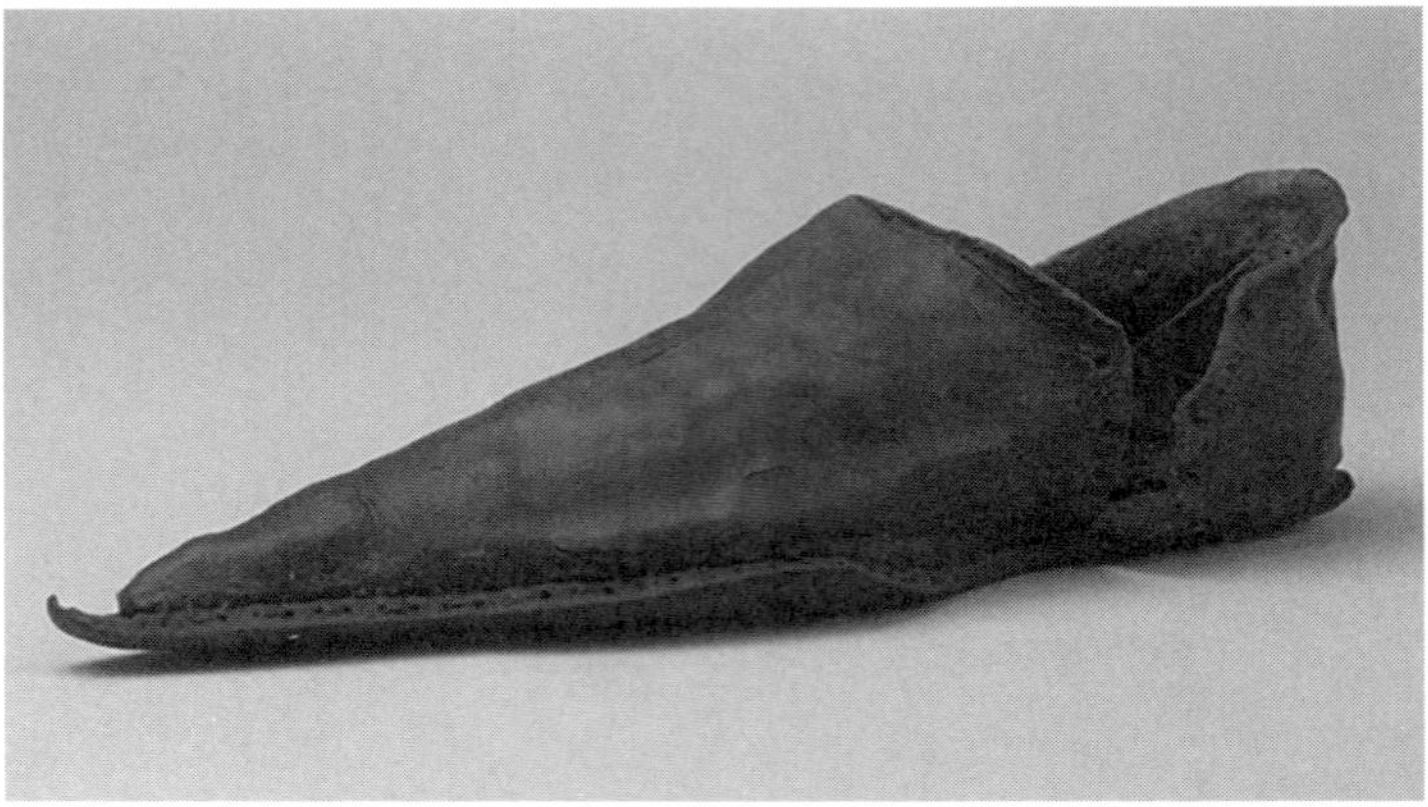

中世ヨーロッパで流行したプレーヌ(Poulaine)(写真:メトロポリタン美術館、ニューヨーク)

装やファッションの変遷を豊富なイラストや写真を用いてわかりやすく解説してくれる。

これによると、つま先の尖った靴の始まりは、中世ヨーロッパで流行った「**プレーヌ**」(Poulaine)と呼ばれる靴が起源で、フランス語で「ポーランド」を意味するように、ポーランド発祥とされる履き物だ。その形状からも明らかなのは、要するに労働の必要のない「特権階級」であることを示したかったという靴なのだ。

何のことはない、富裕層がとにかく夢中になったのは、実用性のないデザインを楽しむ余裕を示したかった、だからあえて「実用的ではない」ようにするために靴の先を長く尖らせたのである。

尖っているほど「流行の最先端をいく自分」を誇示することができたのであり、今風にいえば、自分の身分が高いことを示す〝マウンティング〟でもあったというわけだ。極端に長いものでは、つま先部分だけで24インチ（約60㎝）もあったという。この靴のせいで、フランス軍は1396年にオスマン帝国の圧勝で終わった「ニコポリスの戦い」において、フランス軍は速やかに撤退するためにつま先を切り落とさざるを得なかった、という逸話まで残っている[4]（戦争にまで履いて参加していたのだ）。

この靴は政治家や教会からは「悪魔の指」と正しく批判され、イングランド王エドワード3世（1312〜1377年）に至っては、靴の長さを身分によって制限する法律を制定して、過剰なファッションに規制をかけるほどだった。庶民はつま先部分だけで15㎝、紳士のそれは37・5㎝、貴族なら60㎝まで、といった具合に。

――
4 State University of New York. (2018). “POULAINE”. Fashion History Timeline.

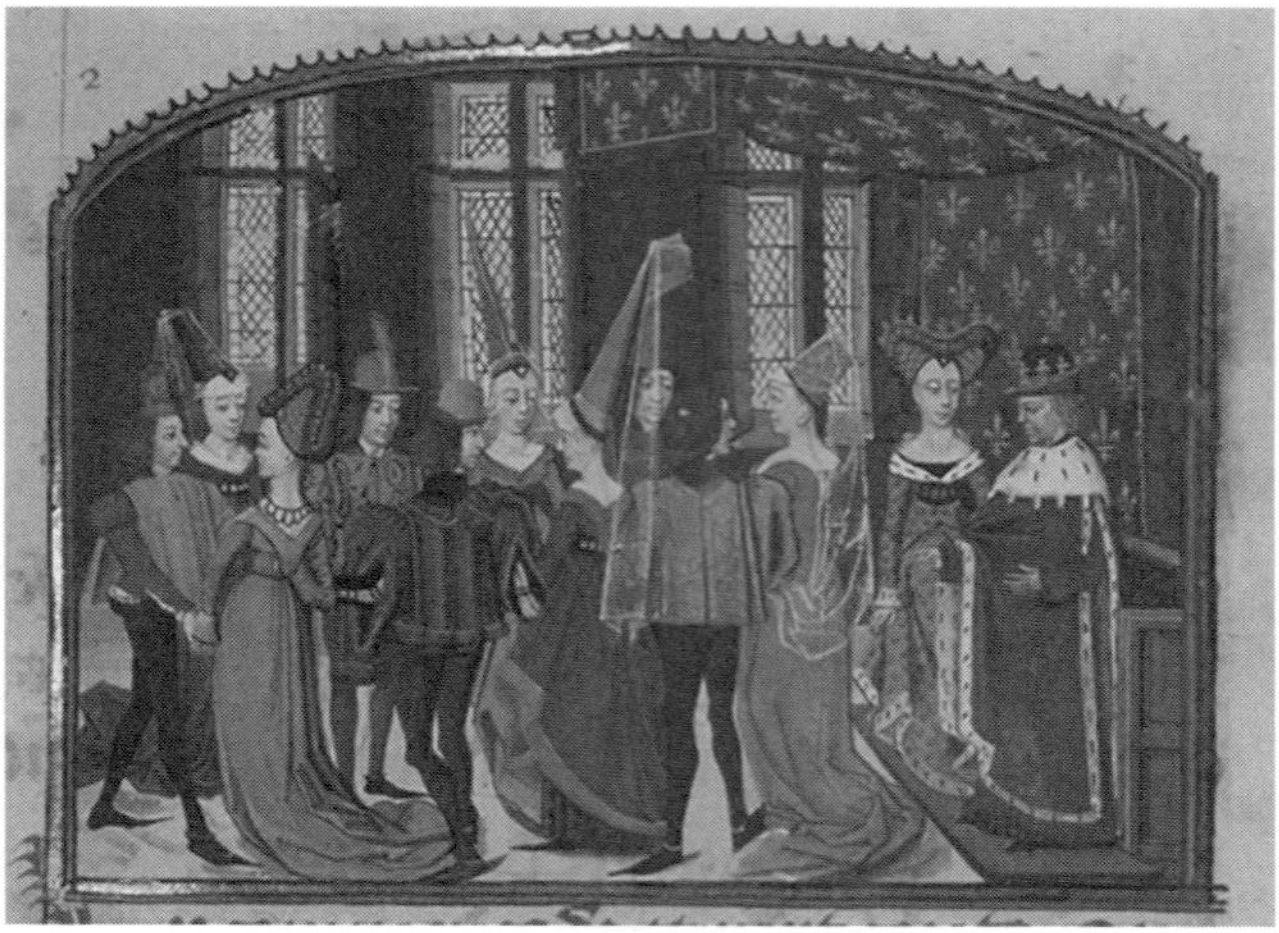

15世紀の彩飾写本。プレーヌを履いた若者が集まる宮廷の様子（出所：フランス国立図書館）

むろん、身体にもよくなかっただろう。[5]近年、英ケンブリッジ大学はこのことを調査している。[6]

ケンブリッジの埋葬地で発掘された177体の骨を分析したところ、11〜13世紀に埋葬された人のうち、足に外反母趾の痕跡が見られるのはわずか6％だった。ところが、プレーヌが流行した14〜15世紀にかけて埋葬された人の場合は、これが4倍以上の27％に上ったという。特に裕福な人々が埋葬された墓地では43％に至っている。

なるほど、外反母趾とは現代病と述べたが、その現代というのは、人間が実用性を無視した靴を履くようになって以降、という時期を指すことになる。

だが、当時もいまも、そうした足への影響にはお構いなしで、ファッションへの熱狂や、みんなが履いているものを履きたいという流行の強い引力には敵わなかったということなのだろう。そのころの時代背景も複雑に絡み合っていただろうから、そのことを真っ向から否定はできない。

ただ、その名残から、21世紀のいまもなお、このプレーヌほど長く尖ったものではないにせよ（いや、女性のハイヒールは、同じくらい尖ったものならたくさんある気がするが）、先が細く狭い靴は地位と富の象徴となり、かつファッショナブルでスタイリッシュなものと解釈されている。[7]

---

5 Nora McGreevy. (2021). "This Fancy Footwear Craze Created a 'Plague of Bunions' in Medieval England". *Smithsonian MAGAZINE*.

6 Jenna M. Dittmar, Piers D. Mitchell, Craig Cessford, Sarah A. Inskip, John E. Robb. (2021). "Fancy shoes and painful feet: Hallux valgus and fracture risk in medieval Cambridge, England". *International Journal of Paleopathology*.

7 本章脚注4と同.

そして僕もまた、そう刷り込まれてきた1人だった。

足を解放せよ

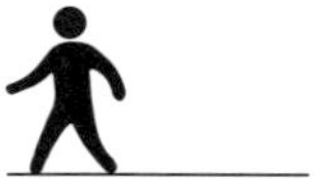

こうした身近な常識や慣習の異質さは、それが自国だけの文化であれば、海外での異文化体験をきっかけに気づかされるものだ。

だが、つま先の窮屈な革靴の場合は、世界中が共有する物語でもある。インターネット後の世界であればなおさらトレンドは一気に波及する。だから革靴や、普段履いているスニーカーですら洋の東西を問わずつま先が細く狭いものばかりだ。そして僕たちはその窮屈な空間に、何の疑問を抱くこともなく足をぎゅうぎゅうと詰め込んでいる。しかも毎日だ。

この壮大な物語が幻想なのではないかと疑問を抱くようになったきっかけは、僕の場合、アメリカのアルトラというシューズブランドに出会ったときだった。

その靴は、見た目こそただのクールなトレイルシューズなのだが、履いてみるとつま先（トゥーボックス）がとにかく広くて、足の指が自由だった。しかも、足の裏で地面を感じることもできる。指で大地をつかみ、地面から得られる足の裏への刺激もまた、一歩一歩違う。それもそのはずで、本来、大地の形状も、そこに転がっている石や木の枝も、常に同じということはないからだ。

アスファルトの上を歩くだけでも楽しくなった。耳から得られる、踏み込んだときの足音と、足の裏の感覚とが合致して、なぜかそれが心地よいのだ。

一方で、より長距離を歩きたいと思って息子と2人で始めたロングディスタンスハイキングが、現代の靴への疑念に拍車をかけた。彼が「足が痛い」と言い始めたからだ。

疑念を抱いたのも、それなりに値の張る老舗ブランドのハイキングシューズを奮発して購入していたからで、しかも成長まっさかりのキッズ用とあって、多くの親がそ

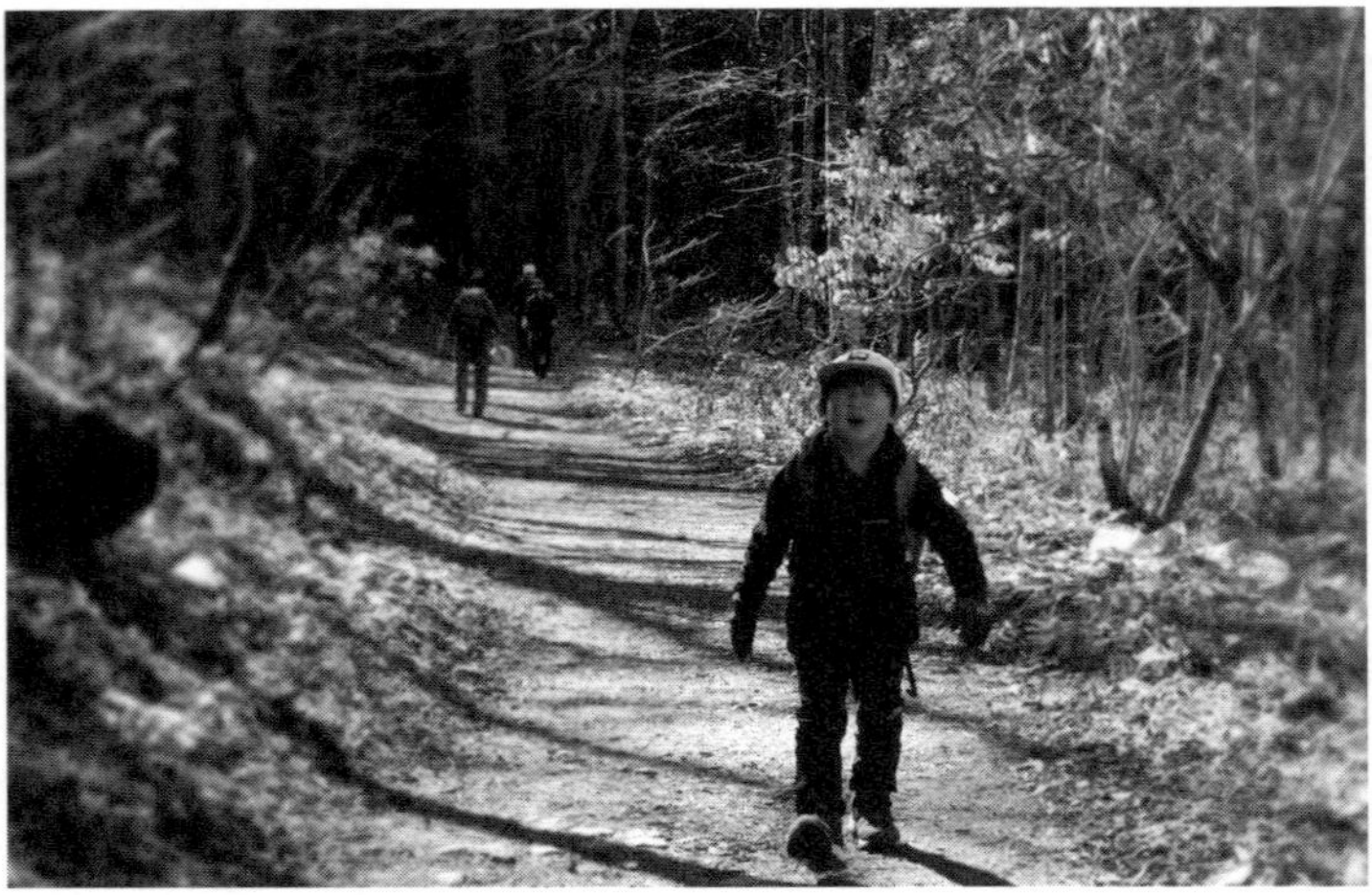

なぜか足の小指側が窮屈で痛いと叫ぶ息子。この日は1日で17㎞を歩いた

うであるように、僕も少し大きめを購入して履かせていた。

にもかかわらず、「足の小指のあたりが窮屈に感じる」というのである。親子ハイキングを楽しむ上で、靴のせいで足が悲鳴を上げているのだとしたら死活問題であり、僕にとってはいよいよ解決しなければならないテーマになった。

僕はアルトラの靴から不思議な啓示を得ていたために、そこに解決の糸口を探して、子どもにも同じものを履かせてみようと思った。調べてみると、一つだけキッズ用モデルがあることがわかり、それを買い与えた。すると、その後はより遠くへ歩いても、足の痛みを訴えることがなくなった。

以降、僕の中では、現代の靴が何かしらの悪さをしているのだと確信したし、かつそれは長距離を歩いたからこそ気づけたのであって、普段の歩行距離程度ならさほど痛みを感じることなく、長い年月をかけてじわじわと足を変形させていっているのではないか、と思うようになった。

そして、この仮説を検証したいという意味でも、アルトラというシューズブランドは一体、どういう経緯で誕生したのだろうという好奇心が湧いてきた。いずれにせよ僕にとってアルトラの靴は、これまで無意識に刷り込まれてきた〝教典〟のようなものを、ふと疑うきっかけを与えてくれた、まさに異文化の体験だったのである。

そして、そのアルトラというシューズブランドは、実は広い意味で「ベアフットシューズ」と呼ばれるカテゴリに属するということを理解し始めた。その後、同じカテゴリーには、後に高尾の山をともに歩いて取材することになる、イギリスのVivobarefootという老舗ブランドがあることを知り（既述の通りだ）、こちらはより裸

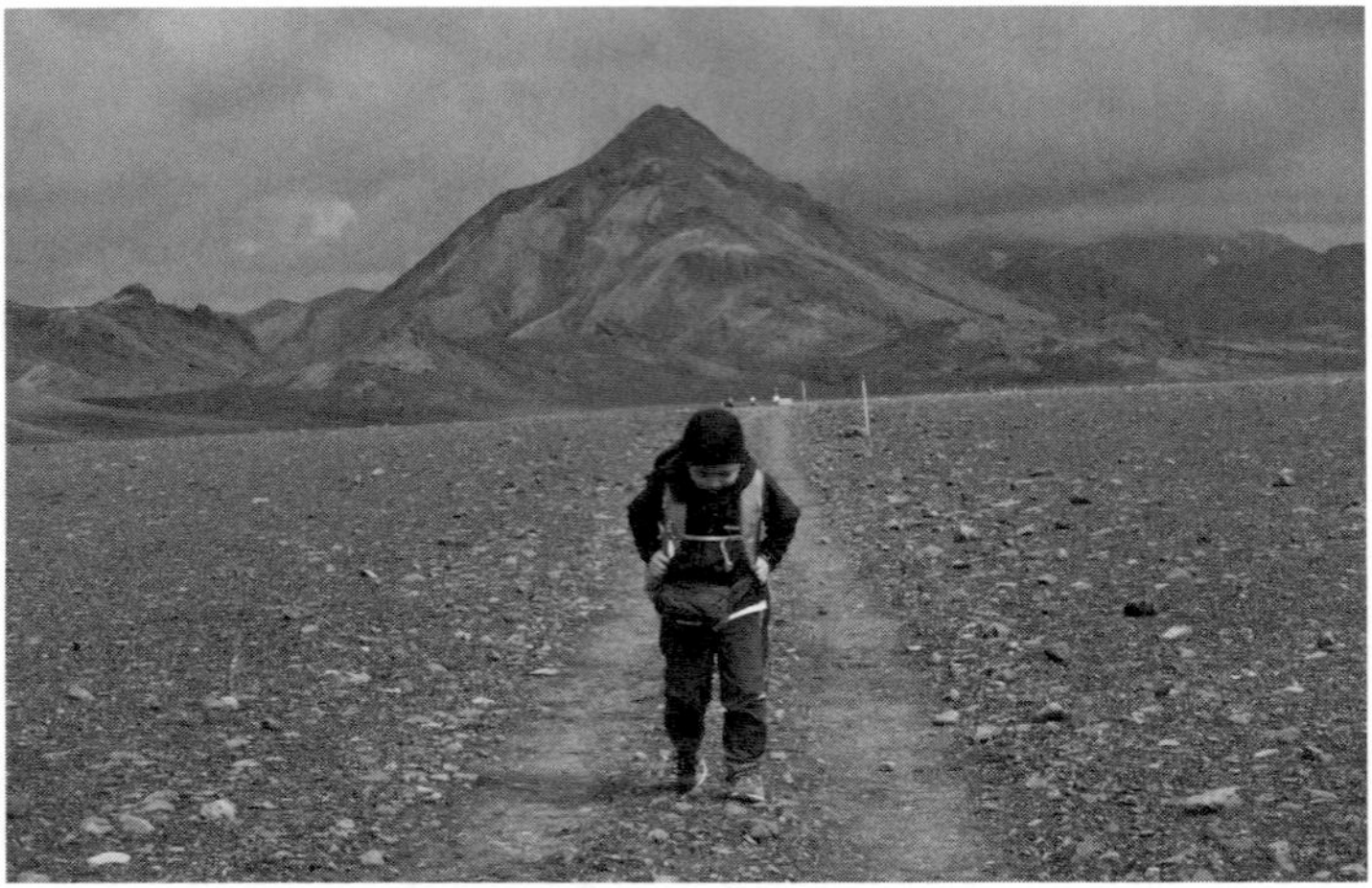

アイスランドで4日間、計55kmをアルトラの靴で歩いた

足に感覚が近く、しかもファッション性も伴ったシューズとあって、すぐにこれも試し始めた。

かくして普段履きのラインナップは、2年ほどかけて静かに入れ替わっていった。と同時に、僕はこれまで履いてきた靴の大半を処分することになった。それは単なる嗜好の変化というだけではなく、まさに束縛からの解放だった。買ったばかりのお気に入りのスニーカーですら、なぜこんな靴を履いていたのだろう、と後悔に近い感覚に襲われたのだ。

現代人の足は壊れている

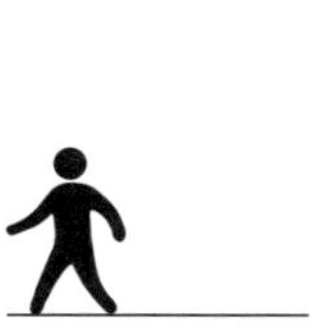

「現代人の足はそもそも壊れている、という前提でつくっているシューズが多いんですよ」

アルトラを日本に持ち込み、日本で足やシューズのあり方を啓蒙している福地《ふくち》孝《たかし》は、運動パフォーマンスやスポーツ医学の有資格者として、全国にランニング・ウォーキング専門店「STRIDE LAB」を展開している。その彼もまた、Vivobarefootの小峯と同じようなことを僕に語った。これは、「歩く」をテーマに取材してきた過程で、興味を持った視点の1つだった。

そうした靴は、いわばギプスやコルセットのようになっている。というのも、僕たちの足は、思った以上に弱体化しているとみなされ、ゆえにガチガチに機能性で固め

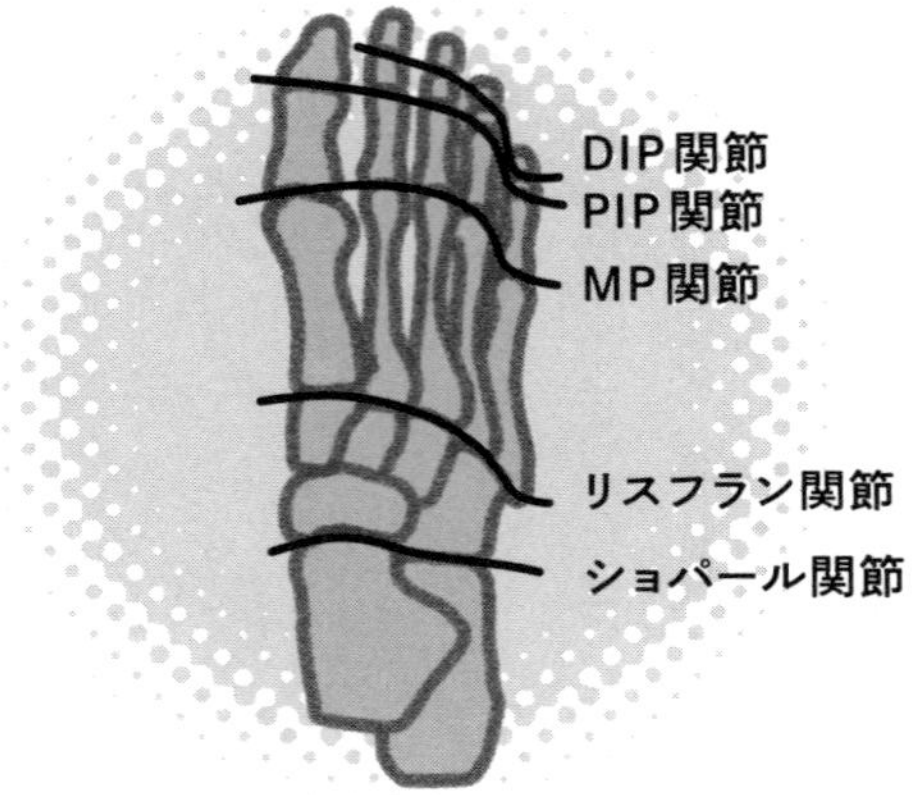

図7. 足の構造

た靴ばかりが世にあふれている、というのだ。

たとえば、土踏まず（アーチ）が崩れ落ちてしまっている足を前提に用意される、アーチサポート。

これは、足の下から強制的にアーチを持ち上げてくれるという機能だ。だが、実はアーチを下から無理やり押し上げると、本当は自由に動くべき数多くの足の関節が固定されて、動かせなくなってしまうのだ。片足には実に33の関節があり、本来は安定性を確保するために重要な役割を果たしているにもかかわらず、である。

そこから派生して、今度は靴のミッドフット部分がねじれないように、靴底の土踏まず部分を固めるための芯材（シャンクと呼ばれる）が埋め込まれるようになってゆく。アーチサポートで足の関節がねじれないようになっているのに、靴のミッドフット部分だけがねじれてしまうと、足が痛くなってしまうからだ。

シャンクという芯材がもともと発明されたのは革靴においてだった。柔らかいままだと中足部が沈んでしまい、形をキープできないのだ。つまり構造上、不可欠だったわけだ。ただ、これがランニングやウォーキングに適したスポーツシューズやスニーカーとなると、「固定」という意味では同じ機能だが、必ずしも構造的に不可欠というわけではない。

自分の靴のつま先部分と、かかと部分とを両手で持って、ねじってみるといい。本来は、ねじれたほうがいいのだ。なぜなら、足そのものも、自由にねじれるようになっているのだから。

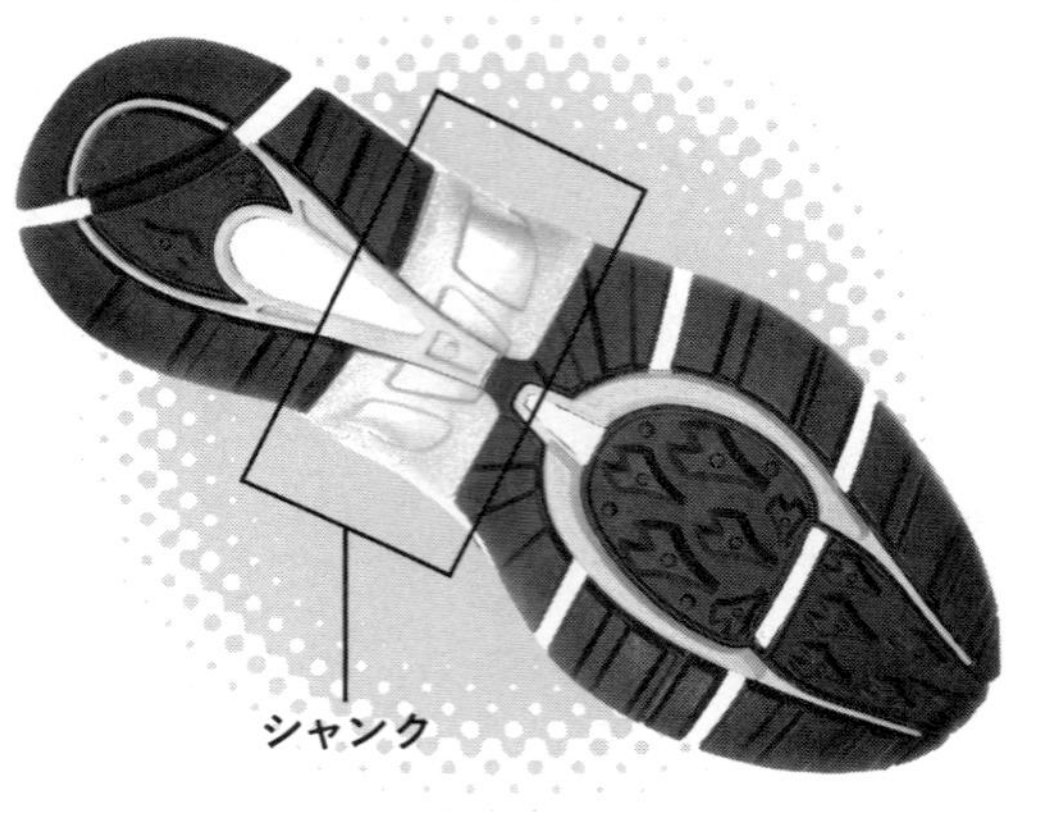

図8. 靴底の土踏まずを固めるための芯材（シャンク）（写真：majkel / Getty Images）

ところが、果たして辻褄を合わせていくかのように、まるで弱体化した現代人の足という不都合な真実を覆い隠していくかのように、ランニングシューズにおいてもシャンクを入れて固めるしかなくなった。だからたいていの靴は、ねじれないはずだ。これが、現代の靴がコルセットのように相成ったと表現したゆえんである。

そうした靴は当然、壊れた足を一時的にサポートしてくれるから「歩くのは楽」なのかもしれないが、決して**足が強くなっていくことはない**。肩の関節が動かないほうがいい、というふうにはならないのと同じことだ。なぜなら、そこに関節があるのだから、本来は動かせないと、その周囲の筋力も低下していくことになる。

車やUber Eatsのようなテクノロジーが歩行を阻害しているという話は、実にわかりやすい。むしろ、歩かない罪悪感と向き合いながら利用するものばかりだ。だが、現代の靴というテクノロジーの場合は違う。知らぬ間に、こうして歩くことを阻害しているのだとしたら――それこそ知っておかねばまずい、と思った。

大手シューズブランドが向き合うべきだった本来の問題は、靴のつま先部分が狭いことだった。そしてそのソリューションは、足の指をもっと自由に動かせること、少なくとも親指が自然な位置にくるように、靴を再設計することだったはずだ。

そうすれば、外反母趾、扁平足などを防ぎ、人間が自らの足を自然に使えるようになり、より長い時間軸で見れば（それができないのは、短いサイクルで市場から厳しく評価される資本主義の宿命と言われればそれまでだが）、足が壊れていることを前提にしたシューズなど作らなくてもよくなっていくはずだろう。

だが、果たして大手ブランドの中から、そうしたシューズが世に提案されることはなかった。少なくとも、新興のプレイヤーたちが勢いを増すのを横目にするまでは。

人類学者のジェレミー・デシルヴァは、こうして僕がたどり着いた一つの結論を後押ししてくれる一言を、端的に述べている。

ヒトはアーチの崩れや外反母趾、ハンマートゥ、前脛腓靭帯損傷など足のさまざまな不具合に悩まされることが非常に多い。しかも、こうした足の多くは靴――人類が世界中に広がることを可能にしたテクノロジー――によって悪化するのだ。

こうして足と靴への認識が変わりつつあったころ、思いがけない機会が訪れた。アルトラの共同創業者、ブライアン・ベックステッドが約10年ぶりに来日するというタイミングが偶然にも重なったのだ。2年以上履き続けて、歩くことの楽しさを思い出させてくれた靴の生みの親である。むろん、すぐに彼にアプローチしたことは言うまでもない。

偶然の出会いは起こるものなのだ。現代の靴にまつわる疑問や、彼らの創業物語。僕にとっては、格好の人物にインタビューをするチャンスだ。ブライアンとの対話は、「歩く」ことを実は阻害しているテクノロジーについて、深く探ってゆく旅路となる。

コラム　マジで人生が変わる：靴が変わると歩きたくなる

不思議なことに、裸足のような感覚が得られるベアフットシューズ（クッションがあってもいい）を履くだけで、ちょっと外を歩いてみたくなるものだ。靴の選び方をまとめておこう。

① 足の形に合ったデザイン

靴のつま先部分が足の一番広い部分に合わせた形状であることが何より大事だ。指が開くことで足のバランスを保ち、本来のアーチ機能をサポートし、変形（外反母趾など）の予防にもなる。足の指が自由だと、大地をつかみながら歩く感覚がまた最高にいい。

さらに、靴が自由に曲がったり、ねじれたりできるくらい柔軟なほうが望ましい。足の関節が自然に動きやすくなり、地面の変化に適応する能力が高まる。

夏のメインはビブラムファイブフィンガーズやベアフットサンダル、冬は5本指ソックスにコレクトゥー（指を開くシリコンギア）を挟んでベアフットシューズ、というのが僕の習慣だ。

②フラット（ゼロドロップ）

かかとが高くない、靴底が水平な「ゼロドロップ」の靴は、足首やふくらはぎの自然な機能を引き出し、より自然な歩き方を促進してくれる。特にふくらはぎは「第二の心臓」と言われるだけあって、正しく筋肉を普段から使ったほうが全身の血行もよくなる。

なお、現代の硬い路面状況を鑑みれば、どれくらいのソールの薄さがいいかは人それぞれ。足に問題を抱えているかどうかにもよるから、ベアフットシューズを取り扱っている専門店で診断してもらうのが一番いい。

クッションなどの機能性を削ぎ落としたミニマリストシューズを試したい場合は、履き慣れるためにも短い時間から歩き始めて、徐々に活動時間を増やしていきたい。

③ファッション性

靴はファッション性も捨てられない。普段の服装に似合うものがいいだけに、これが一番のネックかもしれない。本書で取り上げたアルトラやVivobarefoot、ゼロシューズなどの他、カンペールやメレルなどの大手ブランドの中にもフットシェイプ・ゼロドロップの靴があるから好みを探してみるといい。

実はベアフットタイプの革靴も複数流通している。

また、Ｓｔｅｐ5で紹介する新興ブランド一覧の中には、人気の定番スニーカーをリプレースする（明らかにそれを狙っている）ようなデザインもある。
例えば、ドイツの新興ベアフットシューズブランド「Groundies」の靴もまた

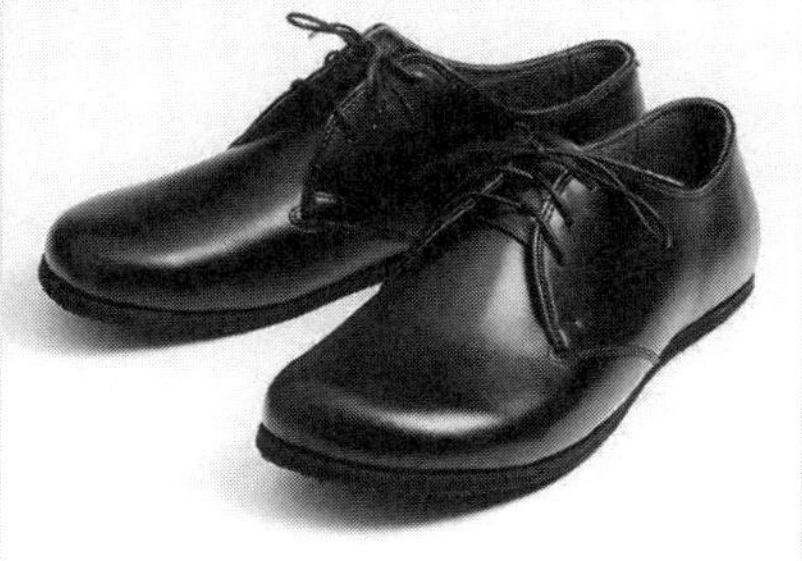
ゼロドロップ・フットシェイプの革靴「ストライドADDICT」。（写真：公式サイト）

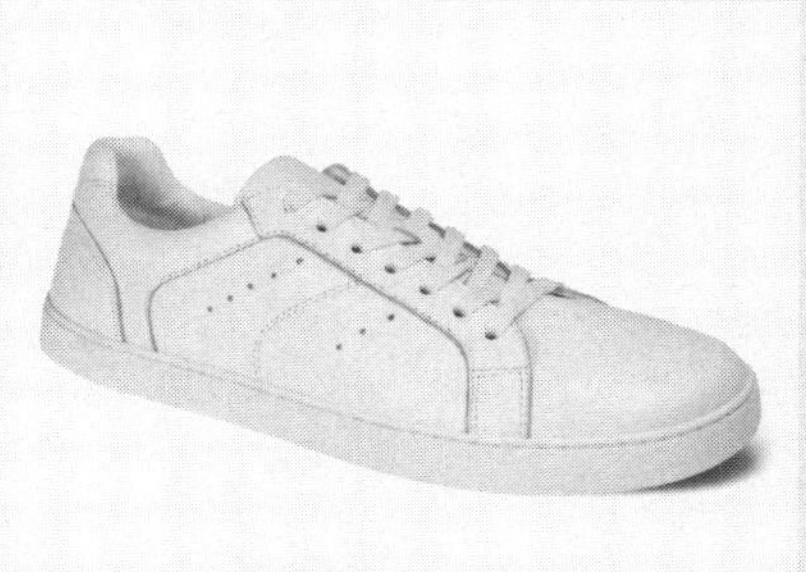
ドイツの新興ベアフットシューズブランド「Groundies」の靴（写真：公式サイト）

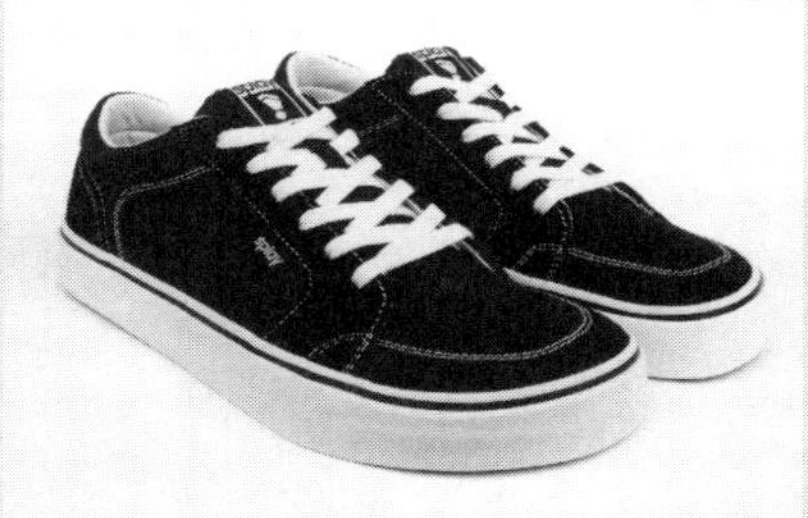
アメリカの新興ベアフットシューズブランド「Splay」の靴（写真：公式サイト）

ゼロドロップ・フットシェイプで、ソールも柔軟で自由に曲がる。見た目はアディダスのスタンスミスのようであり、実際に海外のレビューサイトではスタンスミスファンが熱狂している様子が見られる。

また、アメリカの新興ベアフットシューズブランド「Splay」の靴はVansの定番シューズ「オーセンティック」のようなデザインだ。この他、コンバースのオールスターのようなベアフットシューズもある。

興味のある人はぜひこちらも併せて見てほしい。僕も徐々に購入して試している最中だ。

Step 5
靴のこと
履き物というテクノロジー

足は私に語りかける。良い足は神の作品の傑作だ。悪い足は苦痛である。
―――― サルバトーレ・フェラガモ（靴職人、ファッションデザイナー）

もう１つの「走る実験室」

履き物の歴史は古い。その誕生は、約４万年前の中期旧石器時代にまで遡《さかのぼ》ると言われる。

そしてそれは、人類が高緯度を長距離移動するためのテクノロジーとして産声を上げた。高緯度、つまり寒冷地を移動するときに、足を凍傷や岩場などから守るために使用し始めた、ということだ。「冷たい」という足からの情報を遮断したほうが身体は自由に動かせることもある。確かに靴があったから、祖先たちは自らの足を使って大陸を渡り歩くことができたのであり、それは正しく人類史におけるイノベーションだった。

長距離の徒歩旅が盛んだった近世の日本で足元を支えた主役は「わらじ」だった。

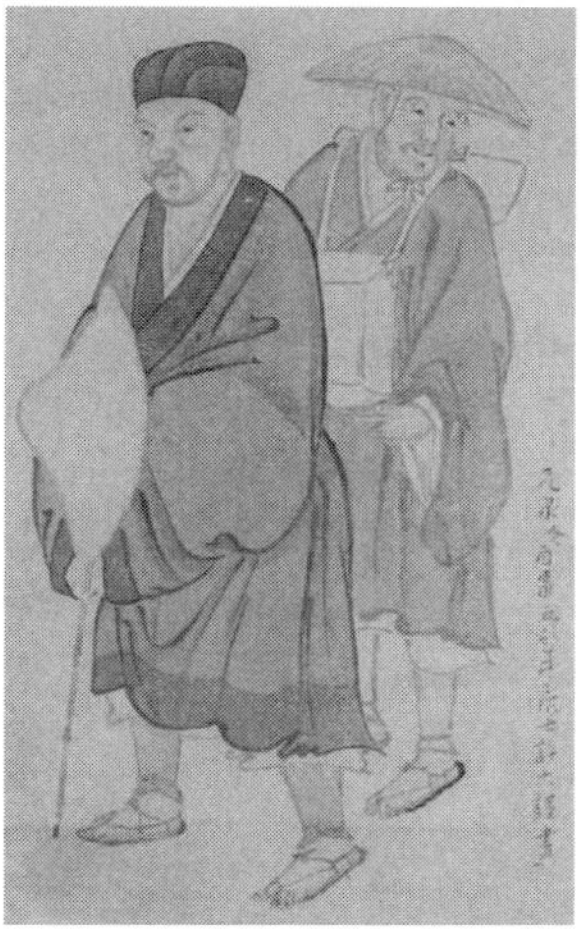

わらじを履く芭蕉（左）と曾良（右）（出所：「奥の細道行脚之図」森川許六作 / Wikimedia Commons）

稲《いね》わらを巧みに編み上げたこの履き物は足首にしっかり固定したことから、動作の自由度が高く、身のこなしを軽やかにしたという。[1]その軽量さは携帯にも適しており、耐久性という弱点も、宿場や茶屋などで容易に買い求めて交換することで補完できた。『おくのほそ道』の旅を46歳にしてこなした松尾芭蕉（1644〜1694年）もまた、このわらじに並々ならぬこだわりを持っていた、という記録が今日《こんにち》に伝わっている。

1 相原秀起，毎日約40kmを歩く江戸の一大ブーム 伊勢参りでみた庶民の健脚ぶり【江戸のはるかなる徒歩旅】，YAMAP MAGAZINE，2023年2月11日，やはり履き物とは、ただの社会的ステイタスのシンボルでもなければ、本当はファッショントレンドだけに左右されたり、選択肢が狭められたりしてはならないものであるはずだ。

なぜなら、足の形を変えてしまい、筋力を弱め、歩行そのものが阻害されてゆくからだ。だが、実用的な道具という本質を離れ、富の象徴として非実用的なものを敢えて履くというカルチャーがいつしか誕生する。それが現代に至るまで見られる、つま先の尖った靴の由来でもあった。

そして近年では、僕たちが普段履いている靴を大きく左右する、ある変化が起きている。

ランニングシューズの発明である。

意外にも、このランニングシューズという概念が生まれた歴史は浅く、複数の文献によれば、概ね１９７０年代以降に誕生している。履き物の４万年の歴史という長い時間軸の中でみれば、わずか50年程度、要するについ最近のことだ。

『ヤバい経済学』の共著者として知られる、ジャーナリストのスティーブン・ダブナーは自身のポッドキャスト番組「FREAKONOMICS RADIO」(ヤバい経済学ラジオ)において、『These Shoes Are Killing Me!』(この靴、痛い!)と題した回で、ハーバード大学の生化学者アイリーン・デービスと、こんな会話をしている(太字は筆者)。

スティーブン:ランニングは、ナイキやオニツカタイガーを履いて行われていたわけではありません。

アイリーン:**この新しいテクノロジーと履き物が誕生したのはわずか50~60年ほど前のこと**ですが、私たちは200万年もの間、裸足か、ごくシンプルな靴を履いて走っていたのです。

そして問題は、そのランニングシューズのために生まれた機能が、いまでは僕たちが普段履いている(ランニング用ではない)靴にも搭載されていることである。そう、ランナーの「記録」のための機能が。

かつてホンダの創業者・本田宗一郎は、F1というカーレースを「**走る実験室**」と表現した。レースという極限の中でスピードを競う世界で培われたテクノロジーが、後に量産車に反映されていくからだ。たとえば、カーボンファイバーという高い強度と軽量化を両立させたハイテク素材がそうである。実は同じようなことが近年、シューズの世界でも起こっている、ということだ。しかし、ほとんどの人はこのことに無自覚だろう。そして何が問題なのかと言えば、自動車のそれとは違い、必ずしもよいことばかりじゃないことだ。最近のファッショントレンドでもある、ヒールの高い「厚底クッション」がそうである。

その始まりは1967年、舞台は米オレゴン大学だった。

長距離でオリンピックを目指す選手のために、コーチのビル・バウワーマン（後のナイキの共同創設者）が、ランナーたちの足に快適さを提供すべく開発した、新しいクッショニングを持ち合わせたシューズ「コルテッツ」。これが、近年の厚底スニーカーの始まりだったと言われている。ちなみに製造したのは当時の日本のオニツカ

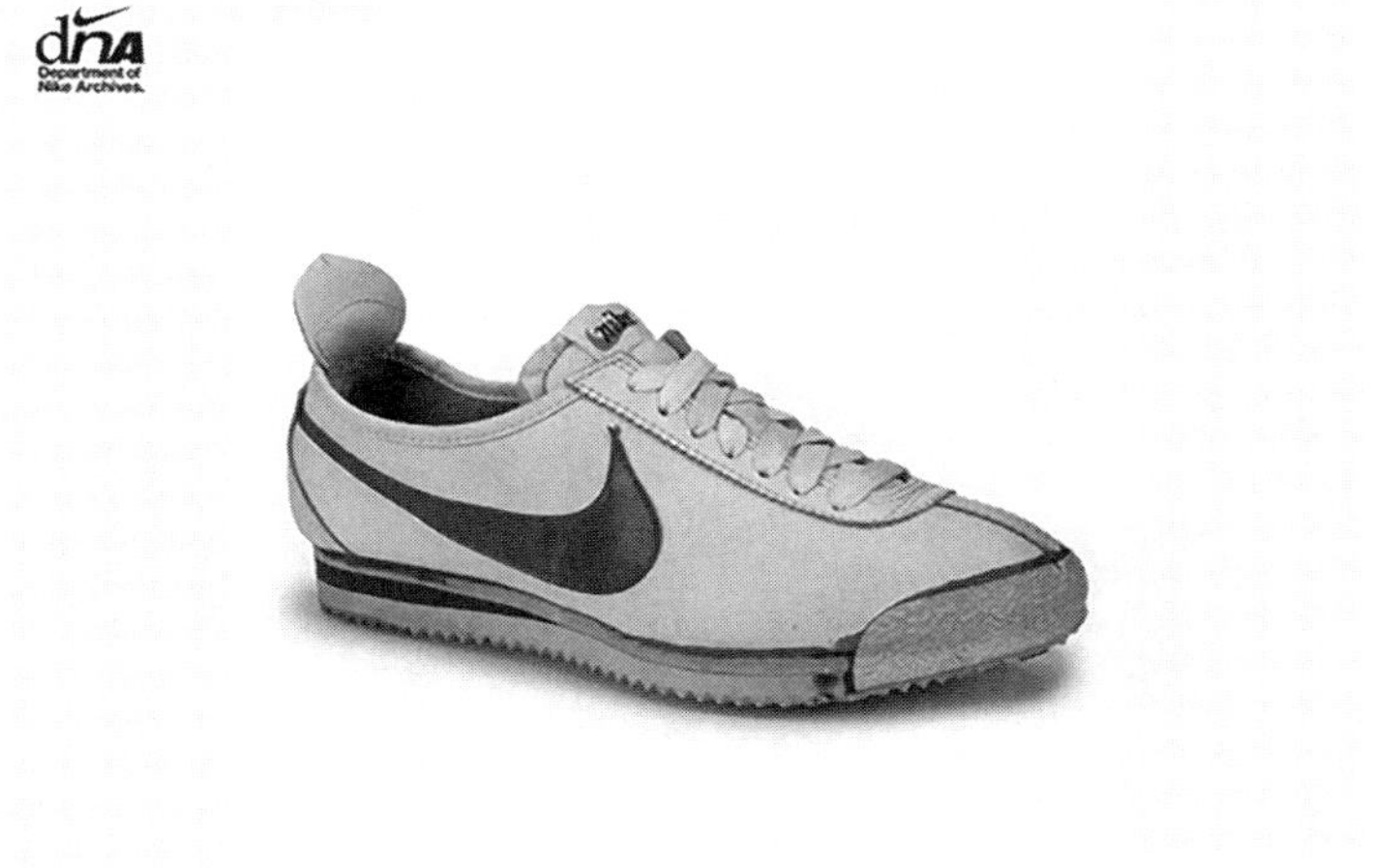

長距離ランナーに革命を起こしたランニングシューズ「コルテッツ」(写真:NIKE公式サイト)

(現アシックス)だ。その後、シューズ設計・製造企業として立ち上がったナイキのブランド名で引き継がれている。

ナイキの公式サイトに格納されているアーカイブ「コルテッツの歴史」を読むと、その当時のこと、そしてナイキによる見解が掲載されている。3分程度で読めると書かれているが、実に興味深いので該当箇所のみ抜粋しておく(太字は筆者)。

Nikeの共同創設者で、伝説的な陸上競技のコーチでもあったビル・バウワーマン。彼のデザインの才能を形にした初めてのNikeランニングシューズがコルテッツだ。アスリートが潜在能力を最大限に発揮し、ランニングをレベルアップさせるための方法をバウワーマンはいつも探っていた。幾度もの試作を繰り返して完成した**コルテッツは、ランニングシューズに革命を起こした。**

1960年代後半に発売されたコルテッツのクッショニングは、米国の長距離ランナーにとって未知のレベルだった。（中略）コルテッツはNikeランニングシューズのベストセラーとなっただけでなく、**その新しいクッショニングの組み合わせが業界の標準になった。優れた足裏のクッショニングで衝撃を吸収し、スポーツシューズの歴史を変えた**のだ。

ある影響力のあるランニング雑誌は、1971年にコルテッツを「米国で人気ナンバーワンの長距離トレーニングシューズ」と評した。

このシューズは、Nikeの歴史においても屈指の知名度を誇るシューズになった。**その人気はランナーだけにとどまらない。**コルテッツは母指球部分のパッドと**かかと部分のクッショニングを増量し、**足裏に強力なヘリンボーントラクションを装備。当時のクッショニングとトラクションの基準を塗り替えた。（中略）

コルテッツはランニングのイノベーションを飛躍的に推し進め、その後も進化を遂げて**ランナー以外にも支持されるようになった。**（中略）レザーやスエードを使ったシルエットは現在も人気が高く、**普段履きモデルの名作として世界中で愛用されている。**

このコルテッツが誕生したのと同じ年に、実はバウワーマンは『**ジョギング**』という本を執筆している。そして、このジョギングという新しい概念は、健康への近道としてアメリカを席巻してゆく。こうして新たなアクティビティが、クッション性の高いスニーカーとともに大衆に広まったわけだ。

いまもこのコルテッツは、長距離ランニングシューズとしてだけではなく一般消費者向けにも展開されているから、見覚えがある人も多いだろう。そして、その後のナイキの爆発的な成功によって、僕たちのスニーカーには本当は必要なかったことが後に証明される、このランナーたちのための機能性が同期されるようになってゆく。「快適性」という名の下に。

それが、たとえば近年のランニングシューズのトレンドでいえば、「厚底クッショ

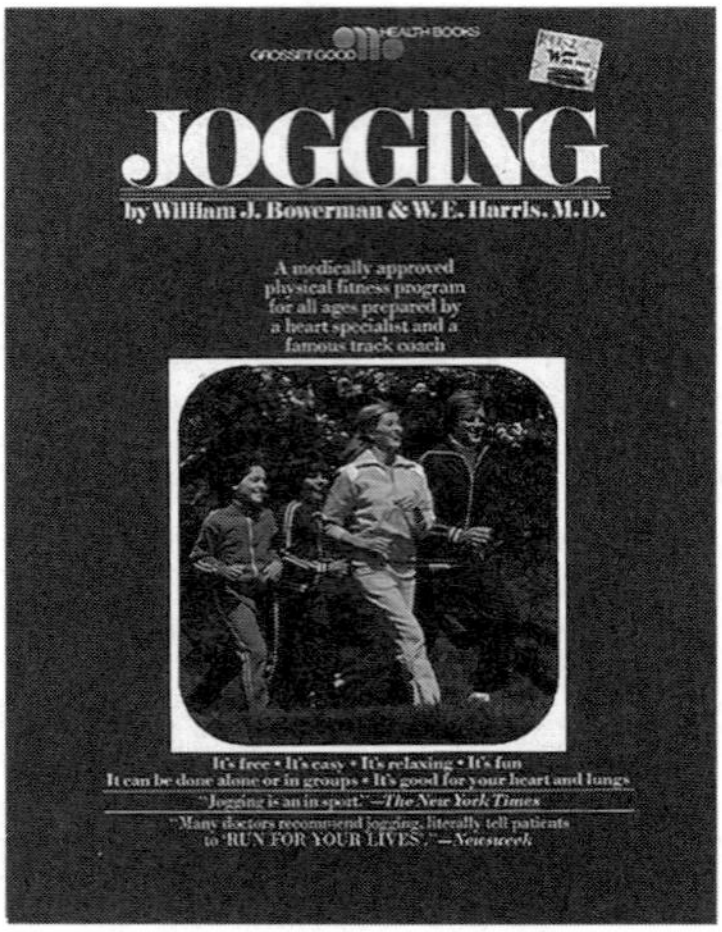

この本のヒットは、「ジョギング」という概念がクッション性の高いスニーカーとともに大衆に広まったという意味でエポックだった

ン」というわけだ。

「自然の中を歩くトレイルシューズも、こうしたランニングシューズの流行に伴って、厚底シューズしか選択肢がないという状況に陥りました。トレイルシューズはランニングシューズと同じカテゴリーとみなされていたし、でも僕たちは、歩くときにどこか違和感を覚えていた。なにより、靴という道具の選択肢の幅が狭くなって、面白くないなと思っていました」

Vivobarefootの日本代理店を営むノマディクスにおいて、小峯とともに同社を共同経営する千代田高史《ちよだたかし》は、

Vivobarefootを取り扱う以前のシューズ市場環境について、そう振り返る。

千代田が「違和感を覚えていた」というように、実際、クッション性の高い靴は、つま先が尖っているのとはまた違った側面から、僕たちの足に問題を引き起こし始める。かかとでの着地を促してしまうようになったのだ。

ハーバード教授の狼煙《のろし》

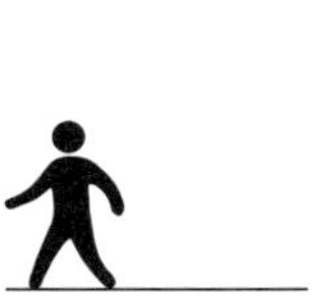

こうした現代のランニングシューズという発明に対し、反撃の狼煙を上げたのは、ハーバード大学の人類学の権威だった。本書でも何度か紹介してきたダニエル・E・リーバーマンである。
ランナーでもあるリーバーマンは、２０１０年に『Nature』誌で発表した論文において、習慣的に裸足で走っているランナーのグループと、普段は靴を履いているランナーのグループとを集めて、それぞれ裸足または靴を履いた状態で走らせる実験を

行った。[2]興味深いのは、どちらのグループであっても、靴を履いた場合は、かかとで着地をする傾向が確認されたことだった。一方で、裸足の場合は親指の付け根や足の裏全体で着地することが多かった。

かかとでの着地をすることの問題点は、足から脚にかけてのバネ機能が十分に活用されないことにある。特に、足裏のアーチがバネのように働き、衝撃を吸収してエネルギーを蓄える機能を果たすが、かかと着地ではこの機能が発揮されにくい。実際にこの実験では、裸足で走る場合は、身体への衝撃は体重の0・5〜0・7倍程度に抑えられた。足裏、足首、アキレス腱、ふくらはぎの筋肉、膝などが一体となってバネのように作動したからだ。

一方、靴を履いた場合は、1・5〜2倍もの力が加わった、というのだ。それはクッション性の高いシューズが、かかと部分の厚みもあって衝撃を吸収するために、かかとで着地しても足に痛みや不快感がほとんど感じられなかったからだ。本来は足裏がセンサーとして働かなければならないのに、その足からの情報が遮断され、身体にもともと備わっているバネ機能が使いにくくなっていたということだろう。

それは結果として、膝や腰に過度な衝撃を与え、ランナーの怪我が絶えないという結果をもたらしているおそれがある。

それだけではない。厚底クッションは快適だし、推進力が出て確かに歩くのが楽だ。が、靴において「歩くのが楽」というのは、実は本来の身体機能を使っていないことの裏返しでもある、というのはこれまで述べてきた通りだ。事実、これが足本来のバネ機能を低下させている、という研究もある。

人類学者のジェレミー・デシルヴァもまた、先述の『直立二足歩行の人類史』の中

---

2 Daniel E. Lieberman, Madhusudhan Venkadesan, William A. Werbel, Adam I. Daoud, Susan D'Andrea, Irene S. Davis, Robert Ojiambo Mang'Eni & Yannis Pitsiladis. (2010). "Foot strike patterns and collision forces in habitually barefoot versus shod runners". Nature. 463(7280), 531-5.

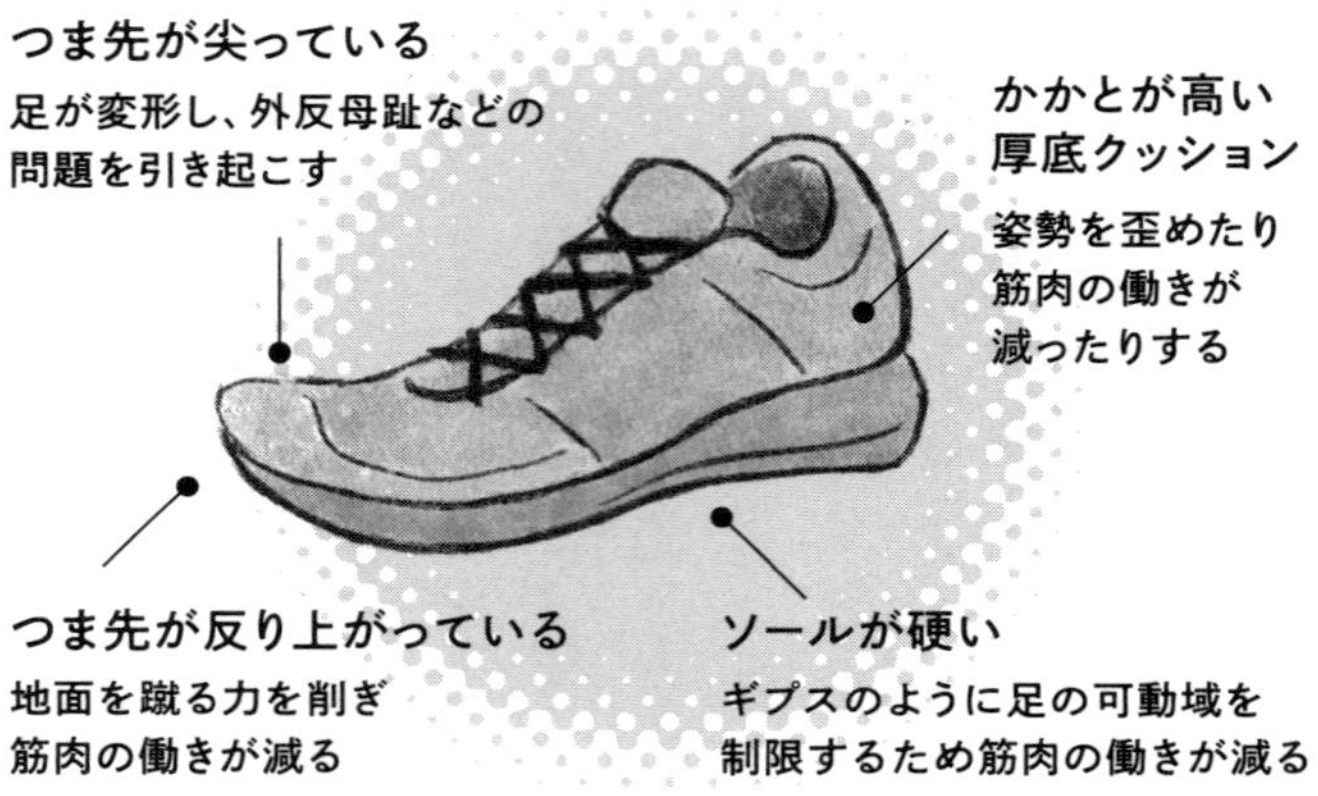
つま先が尖っている
足が変形し、外反母趾などの
問題を引き起こす
かかとが高い
厚底クッション
姿勢を歪めたり
筋肉の働きが
減ったりする
つま先が反り上がっている
地面を蹴る力を削ぎ
筋肉の働きが減る
ソールが硬い
ギプスのように足の可動域を
制限するため筋肉の働きが減る

図9. 現代のシューズの主な特徴[3]

で、このことを強調している。

足の裏には、十個の筋肉が四層重なってついている。そのいくつかは、足のアーチを維持する働きをしている。その他は、足を踏み出すのに不可欠な筋肉だ。しかし、大半の靴は(いかにも健康によさそうな、「アーチを支える」と称する靴でさえも)これらの筋肉を脆弱にする恐れがある。

こうした疑念——「ランナーの怪我が絶えない」という厳然たる事実と、その原因は現代のシューズにあるのではないか——を抱いた2人の青年が、アメリカの自然豊かなユタ州の片田舎で小さなシューズブランドを立ち上げたのは、リーバーマンの論文が公表される1年前の、２００９年だった。

そう、アルトラである。


この小さな靴会社がいま、米国7位のランニングシューズブランドにまで成長していることは、とりわけ日本ではあまり知られていない。40年以上も巨大企業がしのぎを削ってきたこの市場で、ＨＯＫＡ（ホカ）、ＯＮ（オン）といった名の知れた新興ブランドとともに勢力図を塗り替えた、もう１つのプレイヤーだったのだ。スポーツシューズ業界がプライドを懸けて競い合い、最も重要視する米ランニング専門店のシューズ販売市場シェア（２０２３年）で、いまではあのナイキを上回っている、といえば驚かれるかもしれない。そして、近年勃興している新興ブランドの中でも、彼らが、他のブランドと一線を画した点がある。

人間のあるべき「自然な姿」から見つめ直し、靴のすべてを再設計したことだ。

3 Correct Toes. “Conventional Footwear is the Issue”., Juan Siliezar. (2020). “Your shoes were made for walking. And that may be the problem”. The Harvard Gazette.

もちろん、このブランドが唯一解ということではなく、ただアルトラの創業物語を通じて物事を見ていくと、履き物というテクノロジーのこと、ひいては歩くことそのものを、より深く考えるヒントを与えてくれる。というのも、そもそもの始まりは、子どもでも思いつくような単純なアイデアだったのだ。

ゼロドロップ誕生秘話

「靴のかかと部分がおかしいのでは？」

アルトラを共同創業したブライアン・ベックステッドとゴールデン・ハーパーは、高校2年のときに陸上部で出会った仲だ。2人は卒業後、ゴールデンの父が経営するランニングショップ「ランナーズ・コーナー」で働いていた。

なぜ、ランナーの怪我は絶えないのか——日々シューズのフィッティングをして、そんな疑問を持ちながら過ごしていた、ある日のこと。店のトレッドミルで走る顧客が、シューズを履いているときよりも、裸足のほうが自然な着地をしていることに気づいたのだ。そう、まさにその1年後、リーバーマンが論文で証明した、この事実に。

というのも、一般的なランニングシューズは、かかと部分がつま先より2倍は厚く、重量もヒール側のほうが重い。それはもともと、ランニングの「記録」のために推進力を出したり、ランナーの足に快適性を提供するための仕様なのだが、ともすると、これが悪さをしているのでは？

もしこれが本当に悪さをしているならば、より裸足の自然な状態に近づけるために、靴のかかと部分を削ぎ落として試しに走ってみればいい、というわけだ。

「靴のヒールをカットしているんだ」

ある日、ゴールデンが電話をかけてきてそう言ったとき、ブライアンは驚いたという。彼らは当時、ランニングシューズ業界に多くの不満を抱いていた。どれも硬すぎるし、重すぎたからだ。ただ、ブライアン自身は、「まさかヒールを取り除こうとは

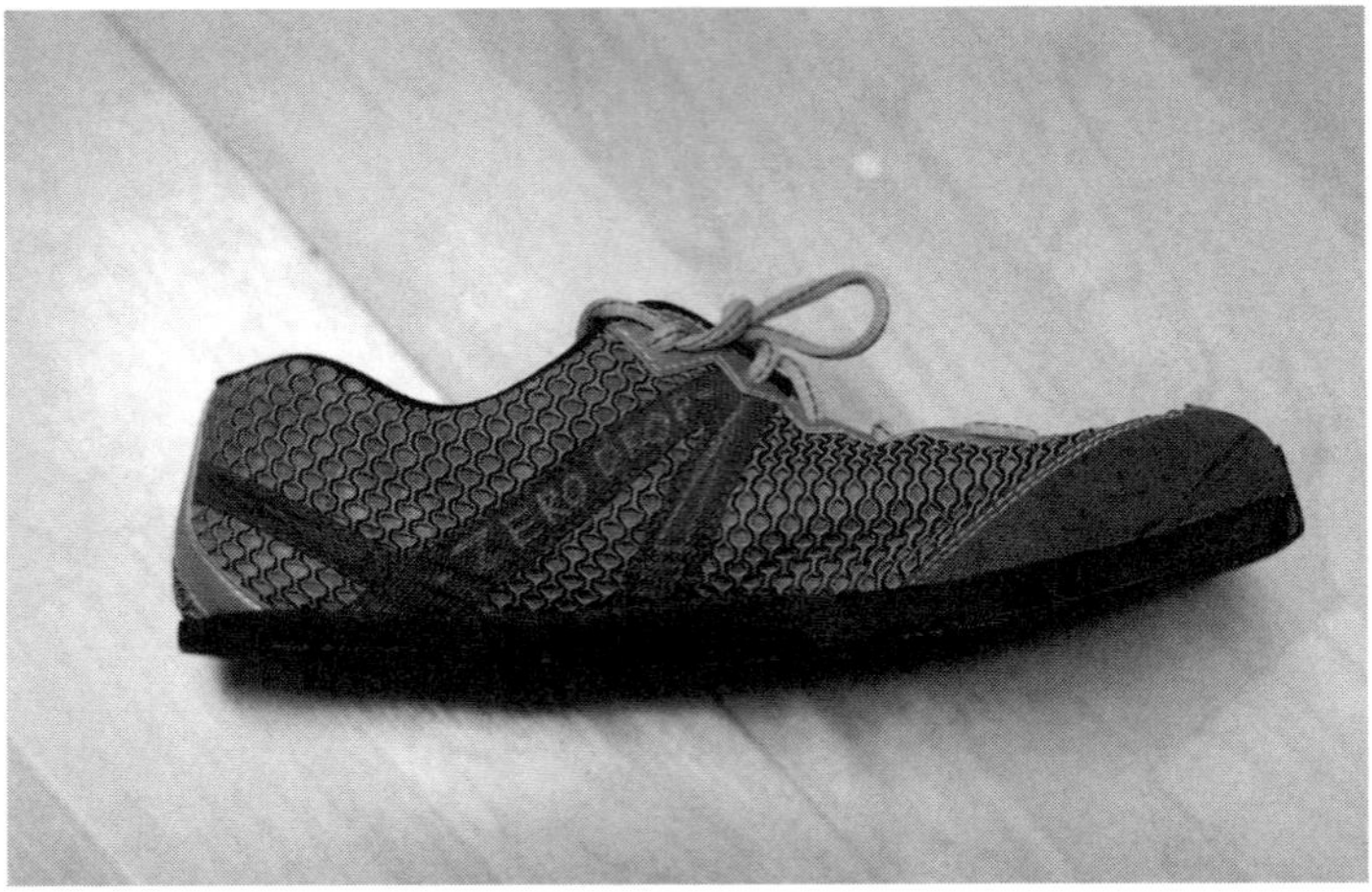

改造した最初のゼロドロップシューズ（写真：アルトラ提供）

思いもしなかった」と本音を明かす。

当時、業界のすべてのシューズには、つま先とかかと部分の高低差が、12～14㎜もあった。この高低差は「ドロップ」と呼ばれる。ドロップが高い靴は、かかと部分が高いということであり、要するにハイヒールのようなものだ。ただハイヒールと違うのは、それがたいていの人なら気づかない程度の高低差だということだ。しかし、かかと側が高いと身体は自然と前傾姿勢になる。つまり、勝手に前に身体が動き始め、前進する力が出るわけだ。

ブライアンとゴールデンの2人は、それを取り除き、このシューズを**「ゼロドロップ」**と名付けた。
これが、いまでは一部のランナーやハイカーたちの間では熱狂的な支持を得ている、「ゼロドロップシューズ」誕生の瞬間である。

そのシューズでブライアンが試しに走り始めたところ、驚くほど効果があった。というのも、ランナーでもあるブライアン自身、ハムストリングスの調子が悪かったのだが、これがみるみる改善したというからだ。彼は背中にも側弯症を抱えていて、これもまたゼロドロップシューズで姿勢が改善し、痛みが和らいだ。

これはすごいぞと、今度は顧客にも試してもらうことにした。ランニング障害に悩み、ランナーズ・コーナーに相談にくる顧客たちに、改造したそのシューズを履かせてみたわけだ。
同じように効果を実感する人が増えて、そのうわさはみるみる広がっていった。当初は、トースターオーブンでソールを溶かし、ノコギリで削って、自分たちで改造し

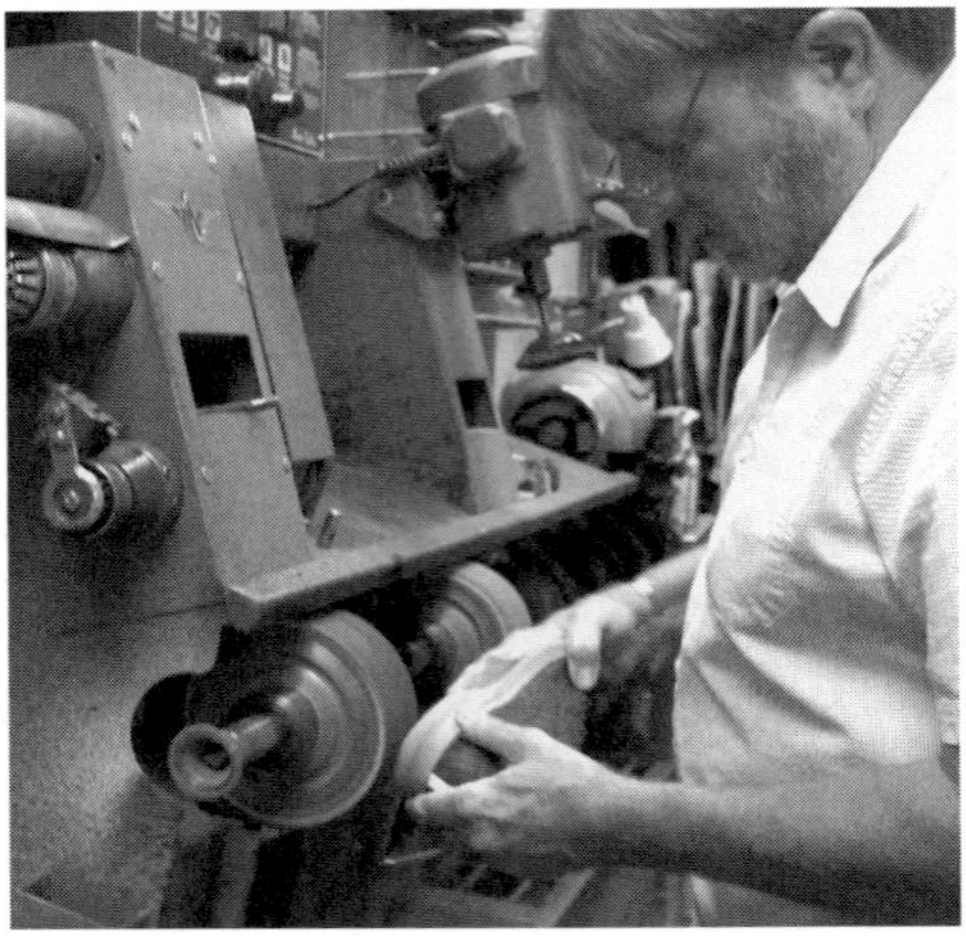

靴を改造してくれた靴職人（写真：アルトラ提供）

ていたが、そうした手作りでは供給がまったく追いつかなくなった。幸い、店の向かいに靴の修理屋があって、1足20ドルで改造してもらえることになった。その数は最終的に、実に1000人を超えたという。

そして彼らは、靴一足一足に、1枚のアンケートを同封した。そのアンケートを持ってきてくれたら、次の靴を割引するよ、と。600人から返ってきた。

アンケートでは、ゼロドロップを履くと、足首の捻挫の頻度が減ることが報告された。トレイルで、より身体が安定したからだ（Vivobarefootの小峯と裸足でトレイルを歩いた僕の経験からすれば納得だ）。腰痛、膝痛、股関節の痛みの改善にも効果があった。

一方で、ふくらはぎについては、少し張りを感じる人が多かった。ヒールを下げると、「第二の心臓」とも呼ばれるふくらはぎの筋肉を正しく使うことになる。それもそのはずで、ドロップによってこれまでサポートされていた前方への重心移動を、自前のシステム――筋肉――で行う必要に迫られるからだ。そして、これまであまり使ってこなかった反動から、単に筋肉痛を迎えたということだろう。

ちなみに、かつてフランスのルイ14世も履いていたと言われるハイヒールは、軍人が馬に乗るときに落ちないよう、足を踏みかける馬具に引っ掛けるために履かれた、という説がある。だが、近年の研究によれば、ハイヒールを履いて歩き続ければ、ふくらはぎの筋肉は縮み、アキレス腱が硬くなり、歩き方まで変わってしまうことがわかっている。[4]

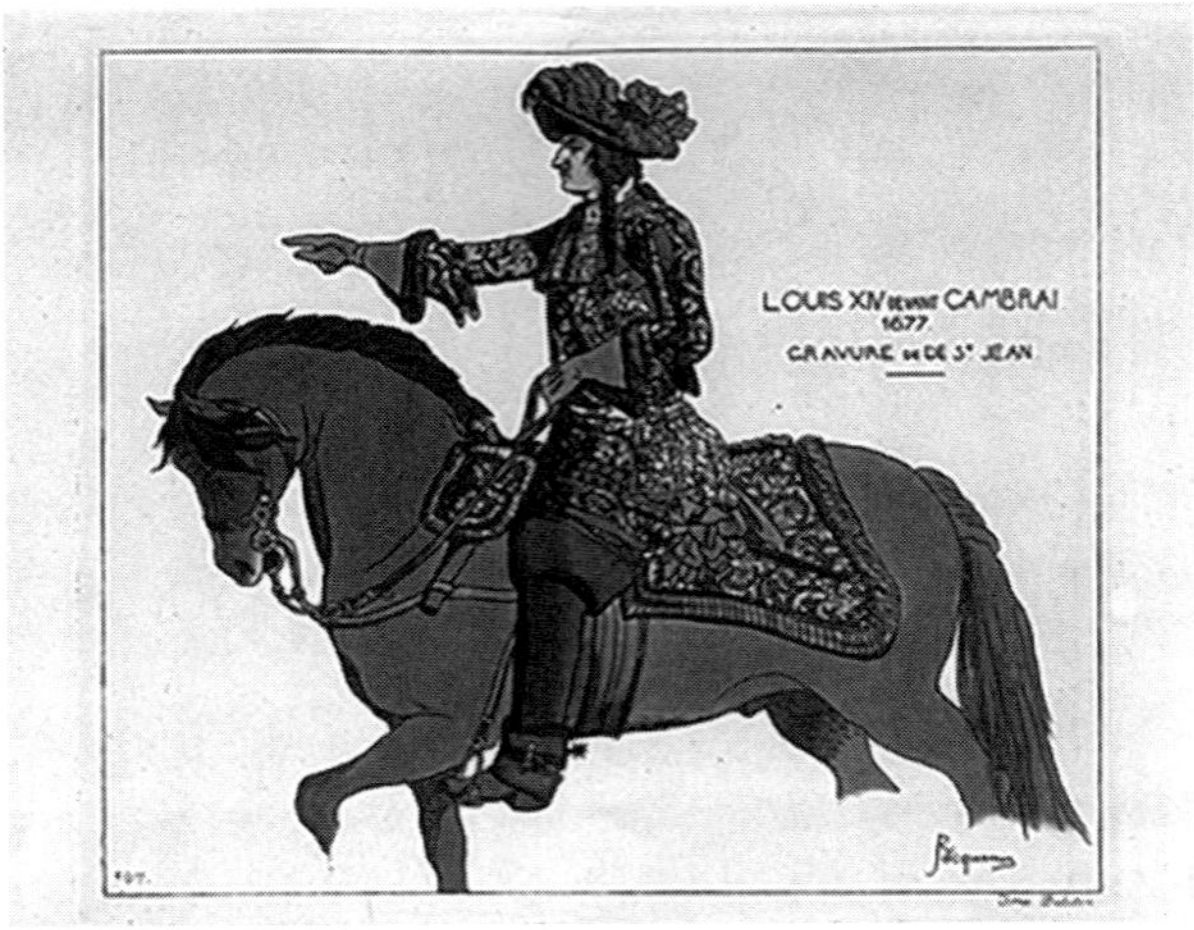
LOUIS XIV DEVANT CAMBRAI
1677
GRAVURE DE DE S.T JEAN
馬に乗るルイ14世（写真：duncan1890 / Getty Images）

ヒールを下げて、正しく筋肉を使うことの良い点は、時間とともに強くなることだ。しかし「関節は違う」とブライアンは言う。現代の靴はかかとで着地して、その衝撃を関節で受けてしまう。でも、関節や半月板は、強く鍛えることはできない。時間とともに摩耗するだけだ。だから怪我の減少という点では、このゼロドロップはすべてのアンケートにおいて大きな効果があった。

その結果を見たとき、彼らの見立ては確信に変わったのだ。

「これは上手くいく」

そこでブライアンとゴールデンは、い

ずれかの大手シューズブランドに、ゼロドロップシューズを作ってもらう方法を模索し始めた。3日間、ユタ州の山にこもり、ニューバランスやサッカニー、アディダスなどのブランドに、どうやってこの靴をつくってもらうか作戦を練り、議論をし続けたのだ。

シューズブランド創業の壮絶

歴史は繰り返さないが、韻を踏む。

米作家マーク・トウェインの言葉だという。歴史はまったく同じことを繰り返すわけではないが、驚くほど類似性を示すことがある、と。

4 R. Csapo, C. N. Maganaris, O. R. Seynnes, M. V. Narici. (2010) "On muscle, tendon and high heels" *Journal of Experimental Biology*.

まさにアルトラの創業もそうだった。

まるでナイキを共同創業したビル・バウワーマンが、かつてランナーにとってより快適なシューズを作るアイデアをシューズブランド各社に手紙で提案し、どの会社も受け入れなかった[5]ように。そして、今度はＯＮの創業者が、起業前に実はナイキに新しいソールのクッションを提案し、却下された[6]ように。

大手シューズメーカーは、どこ一つとして、ブライアンとゴールデンの２人を相手にしなかった（正確に言えば、後にひっそりと彼らのアイデアを取り入れて、同様のモデルを独自に投入した大手もあったのだが）。

自分たちでつくるしかない——そう奮起したまではよかったが、田舎の青年たちにとってシューズブランドをゼロから立ち上げるのは、あまりにもハードな道のりだったに違いない。

２００９年７月下旬のこと。ブライアンとゴールデンは「アウトドアリテールトレードショー」に足を運んだ。シューズ業界の巨人たちが集う、大きな展示会。デザイナー、開発者、ブランドオーナーなど、シューズ業界のあらゆる関係者たちと話をするためだ。ニューバランス、ブルックスなど、すべてのブランドと。

そして、こういう靴が欲しいんですと、改造した靴、つまりヒールを見せようとした。だが、現実は冷酷だった。

「誰一人として耳を傾けてくれませんでした」

とブライアンは言う。多くのブランドの地元販売代理店とも話をしたが、同じだった。冷ややかな反応が返ってきただけだ。

「そんなものは売れない」

それから彼らは、自分たちでやることを考え始めることになる。毎週木曜日は仕事を休みにして、午前中はスキーやランニングをして身体を動かし、そのあと12時間、

5 NIKE. (2024), "Bill Bowerman: Nike's original innovator"

6 中村直文, ナイキ却下で世界ブランドに、On創業『負けから反発』, 日本経済新聞, 2024年4月18日.

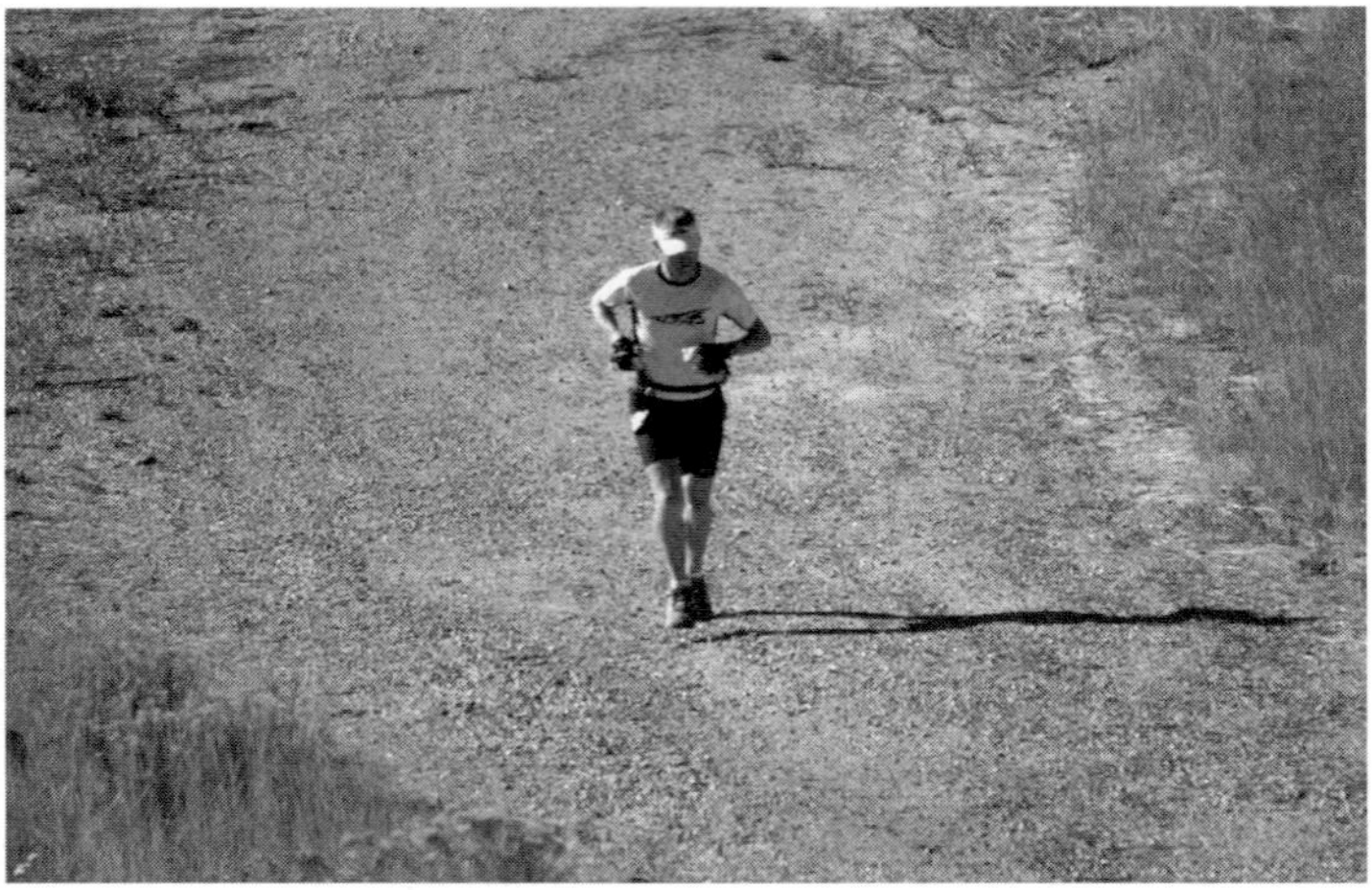

テストを続けるブライアン（写真：アルトラ提供）

アイデアを出し合うことを続けた。身体を毎日動かしてから仕事をしていたというのも、いかにも人間の自然なあり方を考え抜いてきた2人らしい。そして、他のブランドの靴を解体して、何が効果的で、機能するのかしないのかを実験し続けたのだ。

プロトタイプはついに完成し、満足いくものができた。あとは工場に発注するだけ――となったとき、あと7万ドルが追加で必要になった。

ところが、である。

「本当に、誰も投資してくれませんでし

たね」

ブライアンは苦笑いを浮かべる。

当時の2010年ごろといえば、世界は混沌としていた。地中海沿岸では火炎瓶が飛び交い、緊縮財政への反乱の炎が街を覆っていた時期だ。ギリシャ危機である。アメリカもまた、そうした不況の真っただ中で暗い影に覆われていた。そうした逆風の中、2人は死にものぐるいで奔走した。LinkedIn（リンクトイン）で投資家を追いかけ、メールを送り続けた。希望を胸に、興味を持ってくれた投資家に会うためにカリフォルニアまで飛んだこともある。

しかし、どの扉も固く閉ざされていた。

ブライアンは、藁《わら》にもすがる思いで父に相談した。

「お金を持っている近所の人や、家族や友人はいない？　誰でもいいから話をしたい、私たちは必死なんだ」

とにかく助けを求めていた。夢を諦めきれない切実さが滲《にじ》んでいたのかもしれない。

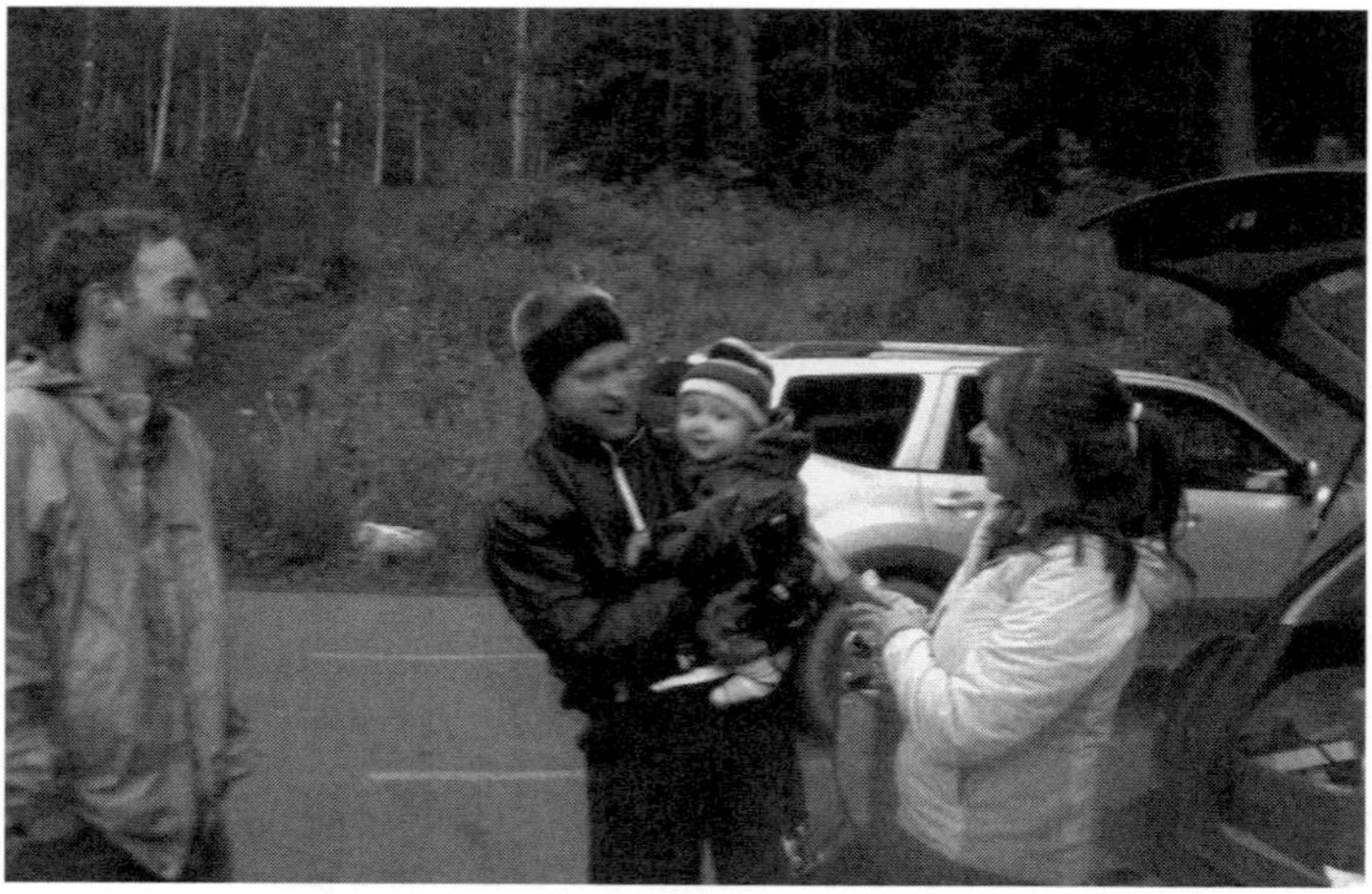

創業当時のブライアン（中央）と、共同創業者のゴールデン（左）（写真：アルトラ提供）

そして、1週間後。事態は急展開する。ブライアンの父が突然、ブライアンに7万ドルの小切手を手渡した。

「これがお前への遺産だ。私が死んでも、もう君には何も残っていないよ」

当時、ブライアンはすでに仕事を辞めていた。6カ月の息子がいたが、家賃を払う余裕はなく、実家の地下室に住んでいた。それほど絶望的な中、ブライアンの父は——自宅を担保にしてまで資金を確保して——救いの手を差し伸べてくれたのだ。

その当時の話をするとき、いつもブライアンの目にはうっすらと涙が浮かんでいる。その大切な7万ドルは、工場への支払いと、6つのプロトタイプの製作に使った。

「なによりクールだったのは、家族や友人たちが、誰も私たちをバカにしなかったことです。アイデアを笑いものにしなかった。『がんばれ』と言ってくれた。成功するかは疑っていたかもしれませんが」

ブライアンは苦笑いしながら続ける。

「ただ、絶対にシューズ会社なんて始めるべきではありませんね。本当にストレスフルだし、リスクが高い。もう二度と、同じことはやりたくありません」

特に、適切な工場を見つけるのが本当に難しかった。失敗もしてきた。思ったほど耐久性のないシューズを作ってしまったこともある。それでも彼らには、シューズ業界にいま必要なものが見えていたし、「起業のタイミングも完璧だった」とブライアンは言う。

そして、他社とは違う、特別なユニークネスを持っていると確信していたのだ。

身体を「自然な位置」に置く

「神を信じるなら、神が私たちを創造したとき、高いヒールなど与えなかった」

なぜゼロドロップが重要なのか。改めて問うと、対話は徐々に熱を帯びた。

「膝の問題を抱えている人は、一向に減っていません。ウォーカーやランナーの70%が毎年、何らかの怪我を報告しているのです」

「それは、不自然なシューズの影響だと？」

「その通りです。そう確信しています。通常のシューズは、ヒールが高く、姿勢が崩れてしまう。身体を自然な位置に置くことが、背中や膝を助けることになるのです」

ブライアンはそう語気を強めた。

言われてみれば、毎日履いて歩いている靴のヒールが高いのだから、確かに身体

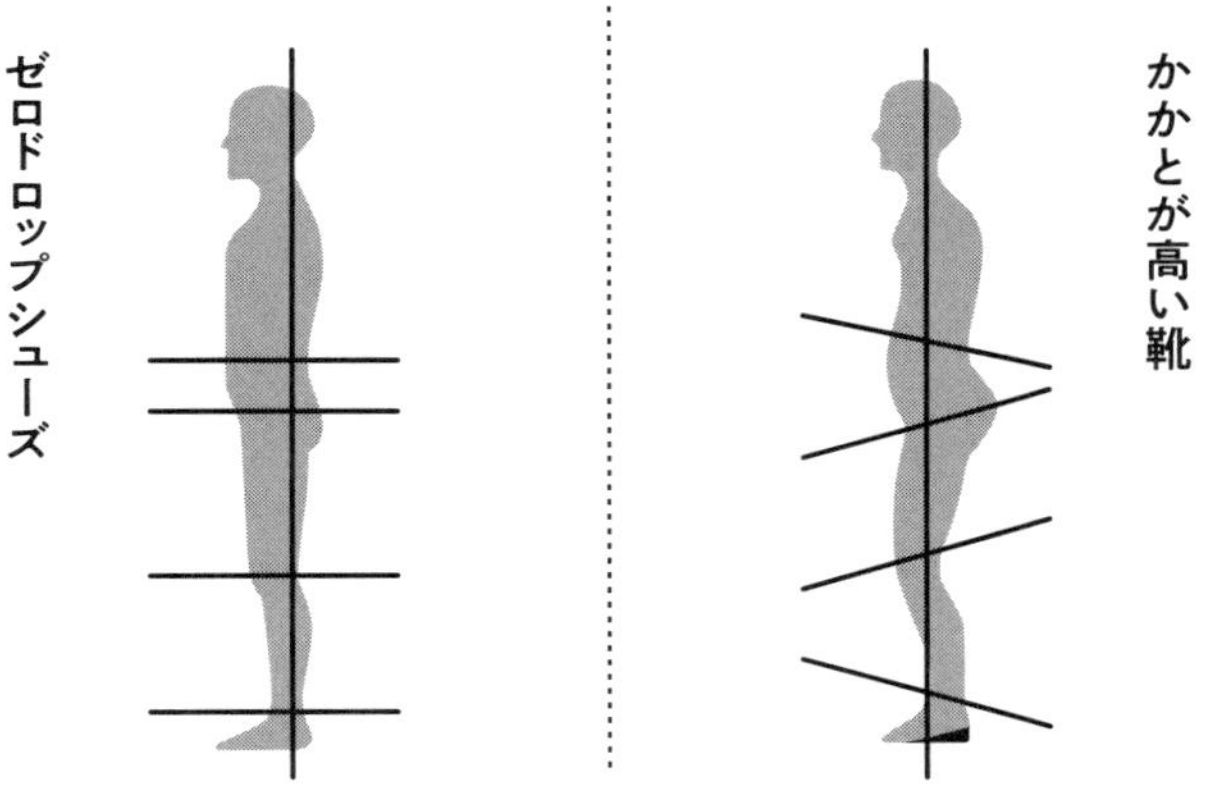

図10. 靴を履いたときの姿勢（アルトラウェブサイトをもとに著者作成）

には余計な負担がかかるだろう。しかし、それでも市場は高いドロップを持つシューズであふれている。ゼロドロップシューズは効果があるのに、なぜ広がらないのか。

ブライアンは待ちわびていたかのように、これにも滔々《とうとう》と答え始めた。

「よい質問です。主要なフットウェアブランドは13年前は、すべて12～14㎜ドロップでした。しかしいま、アメリカで発売されている平均的なシューズのドロップは7㎜です。つまり、どのブランドも私たちと同じ方向に向かっているのです。

ただ、いきなりゼロドロップにはできないでしょう。巨大企業は、そう簡単に変われません。ドロップシューズを何十年と作り続けてきたのですから。ユタ州の小さな靴ブランドが正しかったと認めることはできないのです。

しかし、それでも徐々に徐々に、ゼロドロップに近づいています。これがいま、シューズ業界で起こっていることです」

2009年の創業当初、アルトラは研究論文でその効果を証明しようとしていた。ところが、研究室や大学を通すには何年もかかり、多額の費用もかかることがわかった。

「悔しかったですね、お金を持っていないことが」

ブライアンもゴールデンも当時まだ20代だったし、ブライアン自身は9人兄弟の末っ子で、家にもお金がなかった（それでも父親は自宅を担保に差し出してまでプロトタイプ製作の7万ドルを捻出したわけだ）。

それに、彼らは長く待つつもりもなかった。なにより、自分たちで行った調査では、

つま先とかかとの高低差（ドロップ）がない靴の構造のこと

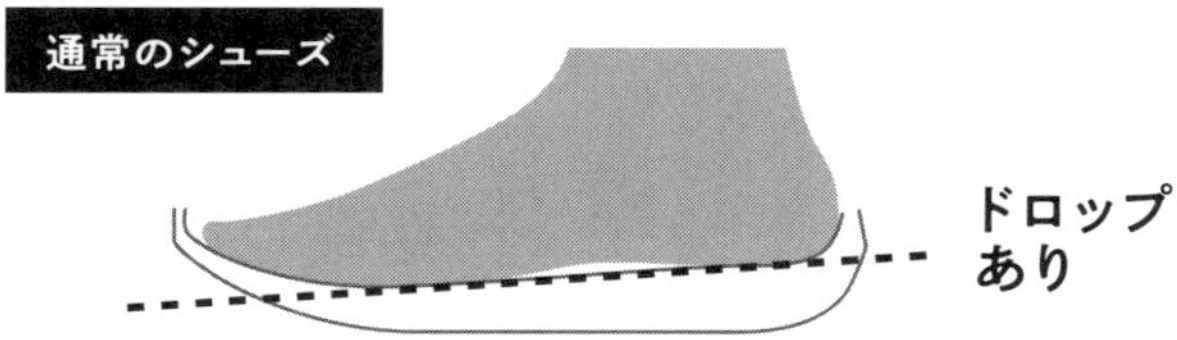

通常のシューズはかかとのほうが高く、体重を前に出すだけで前に進む推進力が出る。しかし、かかと側のほうが重量が重くなり、かかとの着地を促し、腰や膝への負担がかかってしまう。

図11. ゼロドロップ

それが機能することが明確に示されていた。後にハーバード大学が、少なくとも身体への衝撃を高め、怪我を招いている可能性を示唆する論文を発表したことはすでに述べた通りだ。

　人々の足を治したい――だから医療分野ではなく、彼らは靴の会社を立ち上げることを選んだのだ。幸い、今日、アルトラには専任の医療コーディネーターがいる。医師と協力して、ゼロドロップや低ドロップが効果的かどうかを証明する研究を進めている。

　もっとも、その成果を対外的に、声高に主張するには至っていない。折しも

——これについては後述するが——健康の効果を誇張していたとして、とあるベアフットシューズブランドが訴えられるという経験を経て、マーケティングは慎重にやるべきだということをシューズ業界は学んだ。

アルトラもまた、第三者による承認を得るべく慎重に丁寧に進めているという。しかし研究の結果を待たずして、他のブランドも、その効果自体は認識している。

そしてそれは、これまで述べてきた、つま先の広いトゥボックスについてもそうだ。いまの靴は、足の指を圧迫して、曲げているのも不自然だからである。

アルトラの仮説

アルトラにこれほど僕が注目したのは、「ゼロドロップ」という概念を生み出したことにとどまらないからだった。彼らのユニークネスは、**「フットシェイプ」**という

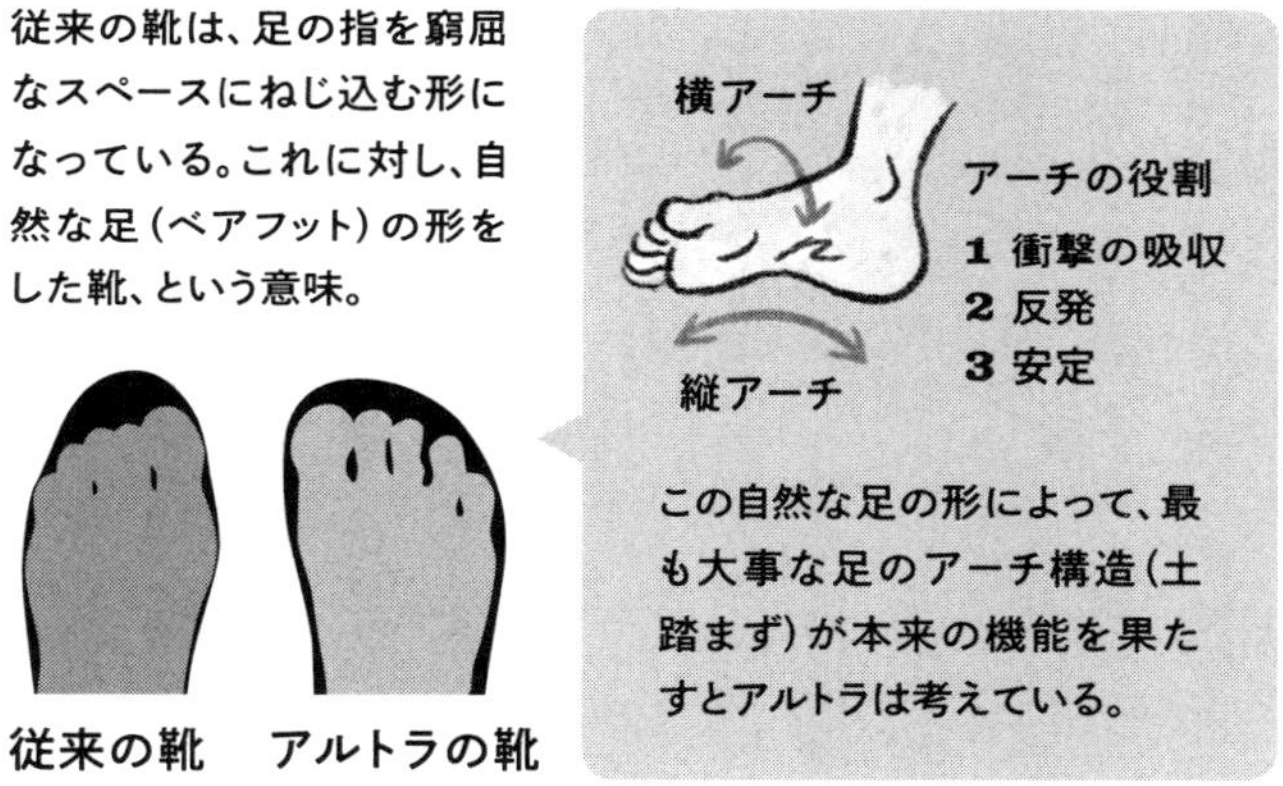
従来の靴は、足の指を窮屈なスペースにねじ込む形になっている。これに対し、自然な足（ベアフット）の形をした靴、という意味。
従来の靴
アルトラの靴
横アーチ
縦アーチ
アーチの役割
1 衝撃の吸収
2 反発
3 安定
この自然な足の形によって、最も大事な足のアーチ構造（土踏まず）が本来の機能を果たすとアルトラは考えている。

図12. フットシェイプ

もう一つの新しい概念も生み出したことにある。それはまさに、人間のあるべき「自然な姿」から見つめ直したということでもある。

フットシェイプとは、その名の通り、自然な足（ベアフット）の形、という意味だ。現代の靴の形、つまり「シューシェイプ」ではない、という真逆の意味を込めて名付けたのだろう。これまで述べてきたように、靴の形に人間が合わせる、つまり狭い靴の中に人間の足を押し込む「現代の纏足」ではなく、人間の足の形のほうに、靴を合わせるために。

そして、足の指が正しく動かせるよう、

人間が本来の身体機能を使えるように。

アルトラの仮説はこうだった。この自然な足の形があってこそ、人間の足の中で最も大切な「アーチ構造」(土踏まず)が、本来の機能を果たす。実際に、足の指、特に親指の重要性は、多くの研究で示されている。親指を使うと、足の安定性は飛躍的に向上する。足の関節がロックされ、これが自然なアーチを形作るのだ。

ブライアンは、これまで僕が抱えてきた疑問に対して、正面から答え合わせしてくれるようだった。

「足にとって最も重要なのは、このアーチ構造です。そして、親指を適切に使うことができれば、多くの靴に見られる過剰なアーチサポートは本来、必要ないはずです。この13年間で、こうした研究は確実に進展しています」

このことに関しては、数あるエビデンスに頼るだけではなく、僕たち自身も改めて検証した。同僚記者の高橋智香《たかはしともか》が、1カ月間、自らアルトラやVivobarefootの靴(つまりフットシェイプ)を履いて、1日平均1万歩、合計30万歩を歩いた実験の記録をつ

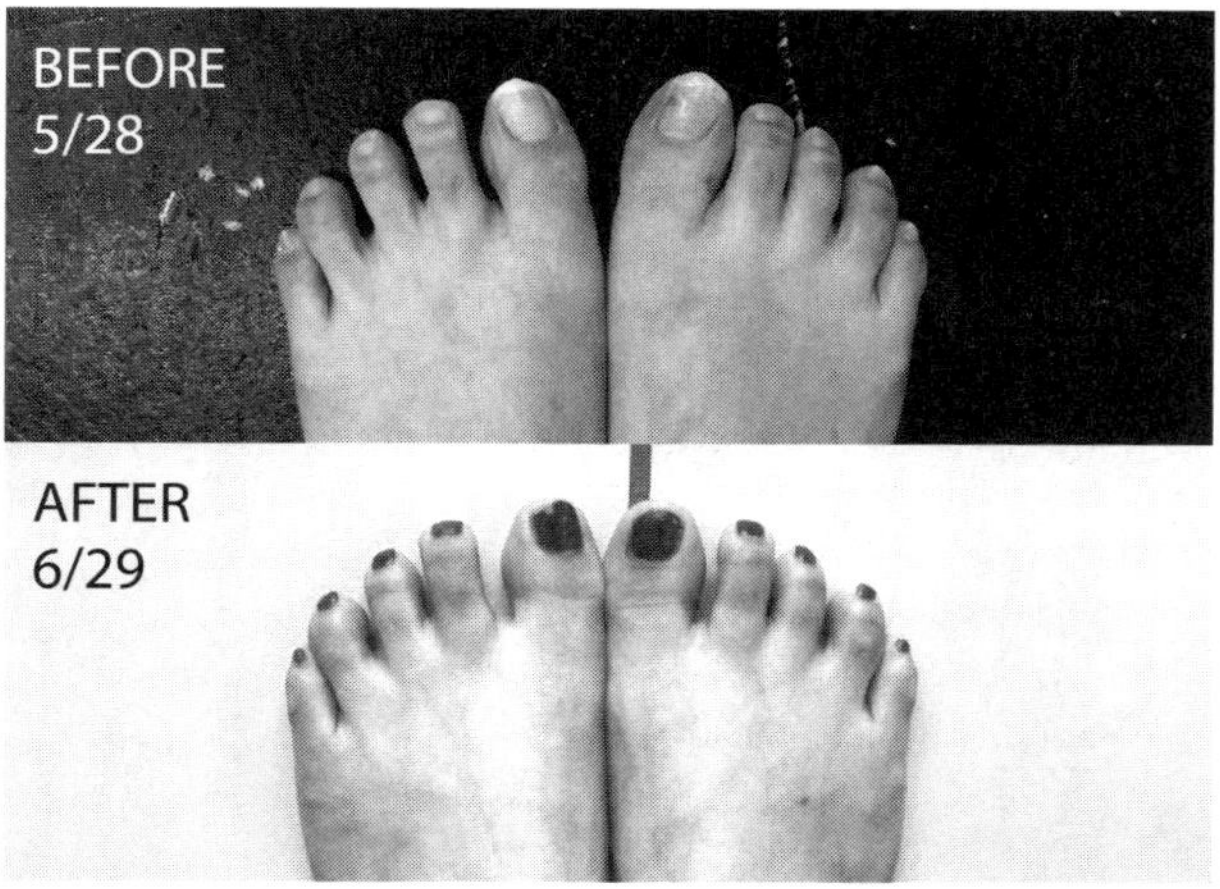

図13. ベアフットシューズ生活1カ月を経た足の変化。親指の位置が変わった

けたのだ。そして、普段はハイヒールやパンプスといった、つま先の狭い靴しか履いていなかった彼女の足の形が、こうも見事に変わるものなのだ、という事実を突きつけた。やや外反していた親指同士が自然な位置にきて、両足を並べると互いにくっつくまでになったのである。

実は、このフットシェイプの波もまた、静かに業界全体に広がっているという。多くのブランドはあまり表立って語っていないものの、トゥボックスを徐々に広げているというのだ。「フットシェイプ」という言葉を使っていないだけかもしれない、とブライアンは話す。

実際、ランニングやウォーキング以外の分野では、すでに人気のブランドが台頭している。ビルケンシュトックやクロックスがその好例だ。なにより消費者は正直で、すでにゼロドロップやフットシェイプの靴を好んで選び始めている。

そう、**ベアフットシューズ**の隆盛である。

ベアフットシューズブームはなぜ終わったか？

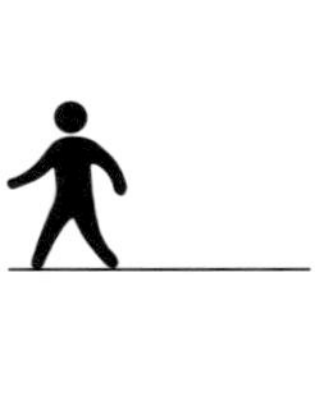

ベアフットシューズとは、その名の通り裸足（ベアフット）のような感覚で歩ける靴のことだ。アルトラの靴のように、ゼロドロップやフットシェイプなどを特徴とする。現代の靴が過剰なほど機能性を搭載しているのに対して、必要最低限の機能のみを付しているという意味で「ミニマリストシューズ」とも呼ばれる。

ブランド名	創業年／国名
Vibram Five Fingers	2002年／イタリア
Xero shoes	2009年／アメリカ
Lems Shoes	2010年／アメリカ
Luna sandals	2010年／アメリカ
Bedrock Sandals	2011年／アメリカ
Vivobarefoot	2012年／イギリス
Skinners	2014年／チェコ
Be Lenka	2017年／スロバキア
Splay Athletics	2018年／アメリカ
Groundies	2019年／ドイツ

図14. 主なミニマリストシューズブランド

そしていま、これが再び脚光を浴びている。世界中で新たなベアフットシューズブランドが次々と誕生しているのだ（図14）。人々の足の解放を求める声が大きな波となって、徐々に、しかし確実に広がりつつある。

「再び脚光」と述べたのは、実は過去にも2010年ごろに、世界的なベアフットシューズブームがあったからだ。グーグルトレンドで試しに「barefoot shoes」と叩くと、明らかに今回が2度目のムーブメントであることがわかる（図15）。

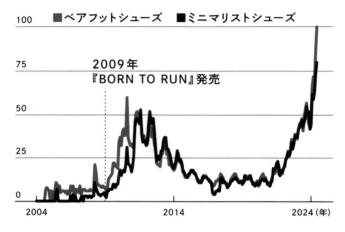

図15. ベアフットシューズ / ミニマリストシューズのGoogle検索での注目度の推移(アメリカ)
(出所:Googleトレンド)

1度目のブームの火付け役は、1冊のベストセラー書『BORN TO RUN』だった。

これは、メキシコの走る民族「タラウマラ族」に関する内容で、そこから「ベアフットランニングブーム」が起きたのだ。世界を見渡せば、この本をきっかけに誕生したシューズブランドも数多い。たとえば、ゼロシューズやルナサンダルがそうだ。

ゼロシューズの創業者はアメリカ・コロラド州生まれで、短距離走で国内最速クラスの一人だった。彼もまた足の故障に悩む中、『BORN TO RUN』に出会い、裸足の魅力を追求していった人物である。[7] また、『BORN TO RUN』の主人公、ベアフット・テッド（裸足のテッド）ことテッド・マクドナルドが、タラウマラ族の履物にインスパイアされて作ったのがルナサンダル[8]だった。

アルトラの場合、この本のヒットが追い風になった。ブライアンが「起業のタイミングも完璧だった」と述べたのは、このことも頭にあったのだろう。というのも、アルトラが事業を始めたのが２００９年で、『BORN TO RUN』はその年の後半に出版され、アメリカで人気を博したのは２０１０年になってからだった。春ごろから話題になり、夏にはベアフットシューズが大流行した。

「この本のおかげで、アルトラへの関心が高まったのは間違いありません」

とブライアンは語る。

ただ、当時のブームは、シューズそのものというよりも、「ランニング」がその中

7　XERO SHOES. “The Xero Shoes Story”.

8　LUNA SANDALS. ブランドストーリー.

心にあった。それに対してブライアンたちは、裸足やベアフットシューズを履いて走ることよりも、「自然な姿勢」こそが重要だと当時から考えていた。現代の靴に慣れた人が、いきなりベアフットランニングをするのは現実的ではないからだ。

実際にベアフットシューズを履いてみるとわかるが、ソールがかなり薄く、ダイレクトに歩行の衝撃が全身に伝わってくる。それでいきなり走ろうというものなら、現代人の足には耐えられず、膝を壊したり、全身でかばおうとして姿勢が悪くなったりしてしまう。

だから長期的にはブームは続かなかった。特に長距離のハイキングやランニングでは、ベアフットシューズに耐えるのは難しいという人たちが多かったのだ。現代人の足は壊れている、ということの裏返しでもあった。

その後、一つの事件が起きたのは、それからまもなくのことだった。ベアフットシューズの代名詞の一つだった「ビブラムファイブフィンガーズ」が健康効果を誇張していたとして、米国で集団訴訟が起きたのだ。２０１２年のことである。かくして各地の店頭から商品は消え去り、ブームは収束する。

クッションの意味

“You are the Technology.”（あなた自身がテクノロジーだ）

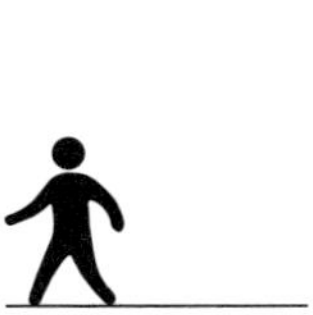

ビブラムファイブフィンガーズの靴を購入すると、そんなメッセージが刻まれたステッカーが同封されている。その名の通り、5本の足指を個別に包む独特のデザインをしたシューズだ。靴を履く人間の身体そのものがテクノロジーであり、シューズはあくまで補完する存在にすぎない。厚底シューズのような人工的なサポートに頼ってはいけない。そんな想いが伝わってくる。

履き心地は極めてよく、他のベアフットシューズとはまた一線を画している。僕も気に入って履いている靴の一つだ。ただし、である。『BORN TO RUN』の中身を早合点して、多くの人がいきなりこの靴を履いてロードランニングをしてしまい、実際

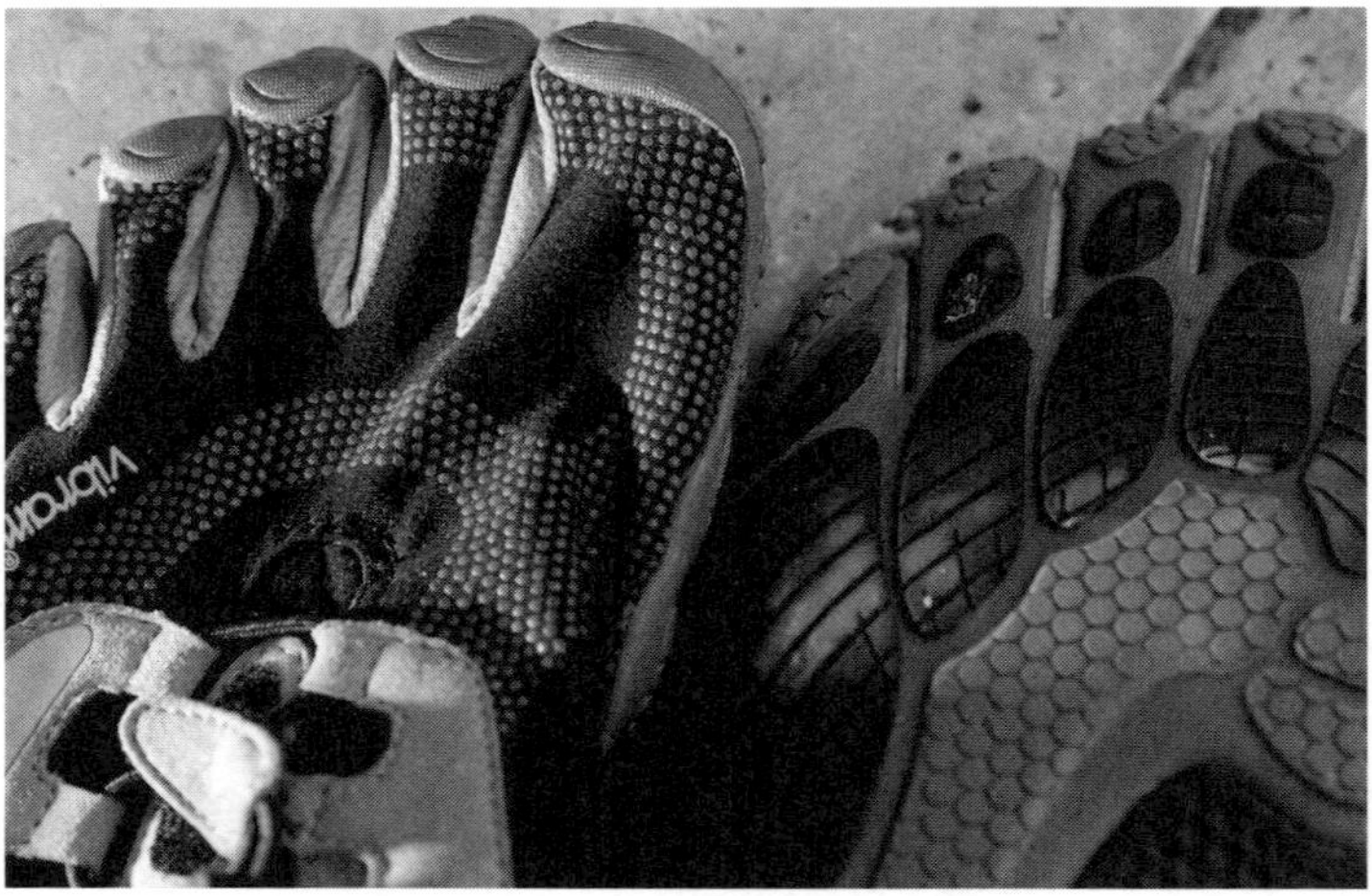

Vibram FiveFingersの靴。集団訴訟は購入者へ返金する形で後に和解した（写真：Joe Raedle/Getty Images）

に多くの故障を招いたのである。

ビブラムファイブフィンガーズの一件に関しては、実は面白い話がある。2006年のアウトドアリテールトレードショーでのことだ。ブライアンとゴールデンはそこで、あるブランドの靴を見つけた。ブースの広告は、ボートとセーリングで使うものとして訴求されていたという。しかし彼らは、その靴がランニングに最適だと思った。

ブライアンは高校時代の1997年から、ゴールデンはそれよりも前から、いつもランニングの後に靴を脱いで、芝生の上でストライドやラップを裸足で行っていた。それほど、足を強くすることや、ベアフットランニングの効果について、ずっと考えてきた2人だったのだ。だからその靴を見たとき、彼らはクールダウン走やトレーニングに最適だと思った。足を危険にさらすことなく強化できる、と。

そのブランドこそ、ビブラムファイブフィンガーズだった。彼らが働いていた店「ランナーズコーナー」は、世界で最初にビブラムファイブフィンガーズを置いたランニングストアだったのだ。

もっとも、「製品を店に置きたい」と伝えても、最初は「あなたたちはランニングストアでしょう?」とけんもほろろに突き返されたという。「売れないでしょう」と。ただ、彼らは慎重かつ丁寧にこれを扱った。あくまで足を強化するツールとして。だから、通常のランニングシューズと2足セットでいつも売っていたという。

このことからも、アルトラの2人が熱狂的なブームの最中にも、いかに本質を見抜いてビジネスをしてきたかがわかる。実際に、1度目のベアフットシューズブームが収束し、各地の店頭から商品が蒸発してしまった後も、そういった靴を履き続けたいアーリーアダプターたちの受け皿としてアルトラは成長し続けてきた。

そしていま、再びベアフットシューズの波が訪れている。

「今回は、もっと上手くいくと思います」

ブライアンはそう見解を披露した。

「2010年ごろのブームでは、多くの怪我が見られましたが、いまはシューズ業界も、人々も、より知識が深まっています。それに、いまのベアフット、あるいはミニマリストシューズブームは、ランニングよりも足の強化や健康、ライフスタイルといった文脈に沿っています。これは、まさに私たちが創業時に考えていたことです」

ただし、とブライアンは付け加える。それはソールのクッション性に関することだった。ブライアンは、クッションは「依然として重要だ」と言う。

というのも、ベアフットシューズに厳密な定義はないのだが、狭義にはソールが薄い、地面の感覚がよりダイレクトに伝わってくるものだけを指すことも多いからだ。

前出の米足病医レイ・マクラナハンによれば、ベアフットシューズは次のような特徴を持つ。

- ゼロドロップ
- フットシェイプ
- 柔軟（複雑な足の筋肉や関節が使える）
- アーチサポートがない（本来の足の筋肉が使える）
- ソールが薄い（地面の感覚が伝わる）

やはりマクラナハンもまた、ソールが薄いということをベアフットシューズの特徴の一つに挙げていることがわかる。

これに対してアルトラは、現代の路面状況や、人々が伝統的な靴に履き慣れているという現実、特に外反母趾や種子骨症など前足部の問題をすでに抱えているケースが多いことなどを踏まえると、身体のバランスや姿勢を整える上ではソールのクッションが必要だし、かつ効果的だと考えている。

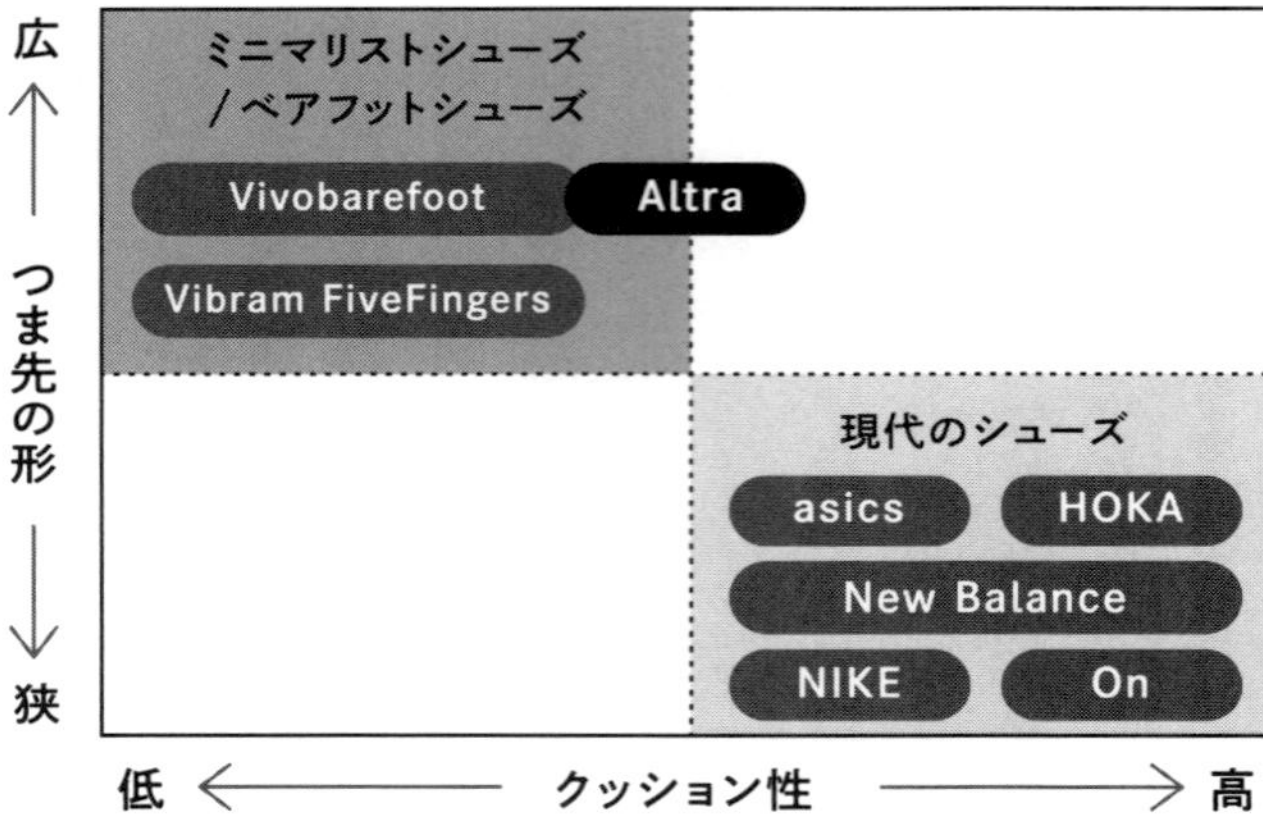

図16. アルトラのポジショニング(取材により著者作成)

そもそもクッション性やサポート機能の高いシューズを履き続けていた現代人は、緩やかにゼロドロップシューズやミニマリストシューズへと移行して、まずは自然な歩き方を身に着けていく必要がある(これを「トランジション」と呼ぶ)。要は、リハビリ期間が必要なのだ。それこそが、前回のブーム時に得た教訓でもあった。

このリハビリのためにも、自然なままの足の形と、伝統的な履き心地やクッション性を兼ね備えた「中間地点」をアルトラは目指しているのだ。

「私たち自身は、ミニマリストシューズ企業とは言いません。しかし、自然な姿勢を目指す企業です。ミニマリズムへの関心が高まれば、アルトラにとってももちろん追い風です」

さらにブライアンは、より長距離を歩くなら、底が薄い狭義のベアフットシューズより、適度なクッション性を持つアルトラのシューズのほうが適していると主張する。

長距離ハイカーの靴ランキング

興味深いランキングがある。アメリカの3大ロングトレイルの1つ、アパラチアン・トレイルを完歩（スルーハイク）したハイカーが実際に使った、靴のシェアランキングだ。総距離にして約3500km、スルーハイクするのに一般的に必要な期間は（1日24km歩くペースで）約5〜7カ月という、驚異の超ロングトレイルである。

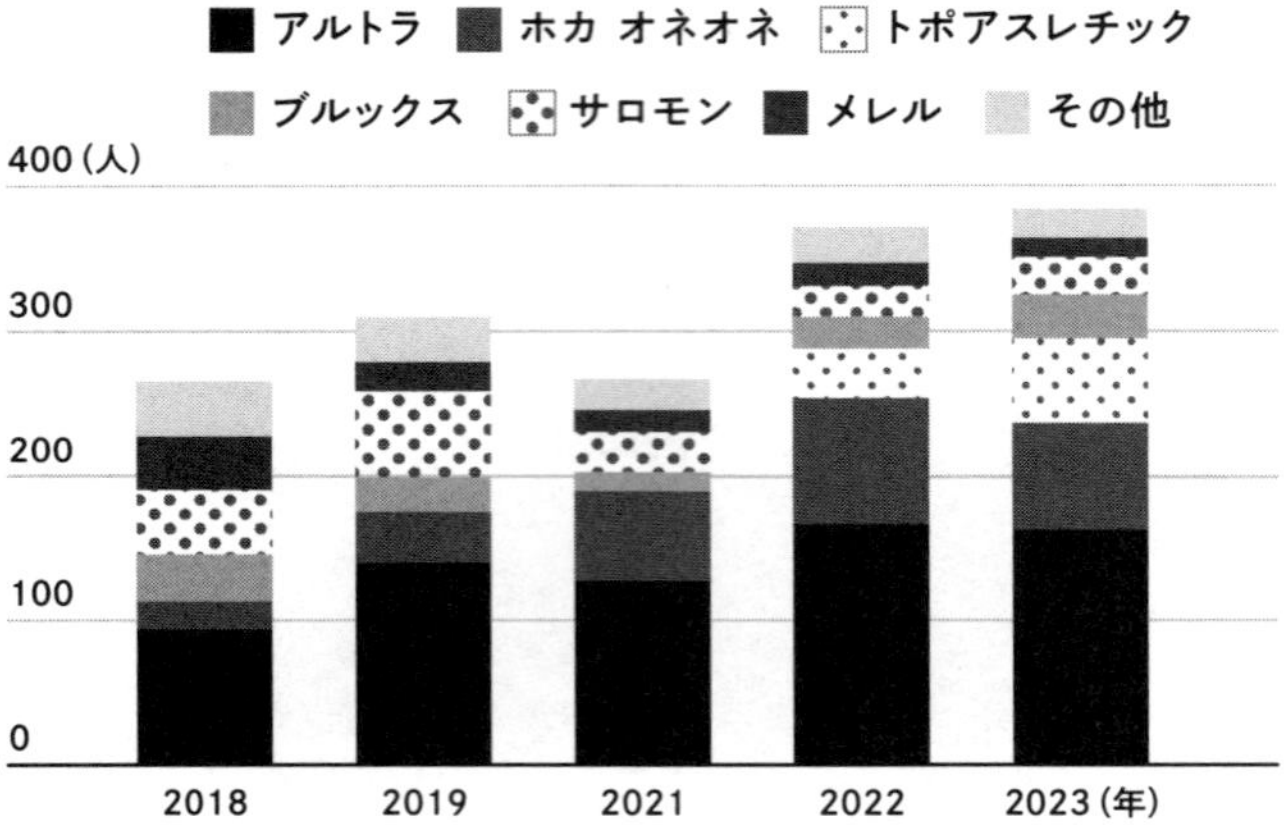

図17. アパラチアン・トレイルを完走したハイカーの靴のシェア(出所:Appalachian Trail: Thru-Hiker Survey(各年))

その数カ月を歩き続けるスルーハイカーたちの間で、長年トップシェアを誇るのが、何を隠そうアルトラのシューズなのだ。確かにブライアンが主張している通り、超長距離を歩くといった高度な負荷がかかることがわかっている場合は、狭義のベアフットシューズより、ある程度のクッション性を持つシューズのほうがいい、とリテラシーの高いハイカーたちが判断している証左だろう。

そして、そのアルトラのシューズのうち、アパラチアン・トレイルで半分のシェアを占めるのが、代表作「ローンピーク」シリーズだ。

２０１１年、私財と人生のすべてを注ぎ込んだこのローンピークという自信作のサンプルを履き、膝や腰の痛みに悩むことなくトレイルレースを完走した際、ブライアンは感極まって涙したという。そして、いまもブライアンという創業者自身がプロトタイプをテストして、製品を改善し続けているのだから、シューズブランドの理想形だと言える。

このシューズについて質問をするとき、ブライアンは特に熱くなった。

「ローンピークは、本当に、本当に、自分の子どものような存在なんです」

このローンピークは、もともとはトレイルランナー用に作られたものだと言われるが、正確には違うようだ。本当は、ユタ州の山脈を通る１００マイル（約１６０km）のウルトラマラソンレース、「ワサッチ１００」のために作ったのだという。そこは岩だらけで急な山だ。だから多くの部分をハイキングすることになる。スルーハイカーがこれを気に入ったのは必然であり、何も驚きではなかったわけだ。

なにより、スルーハイカーが宣伝広告なしで買ったのは、それが効果的だったから

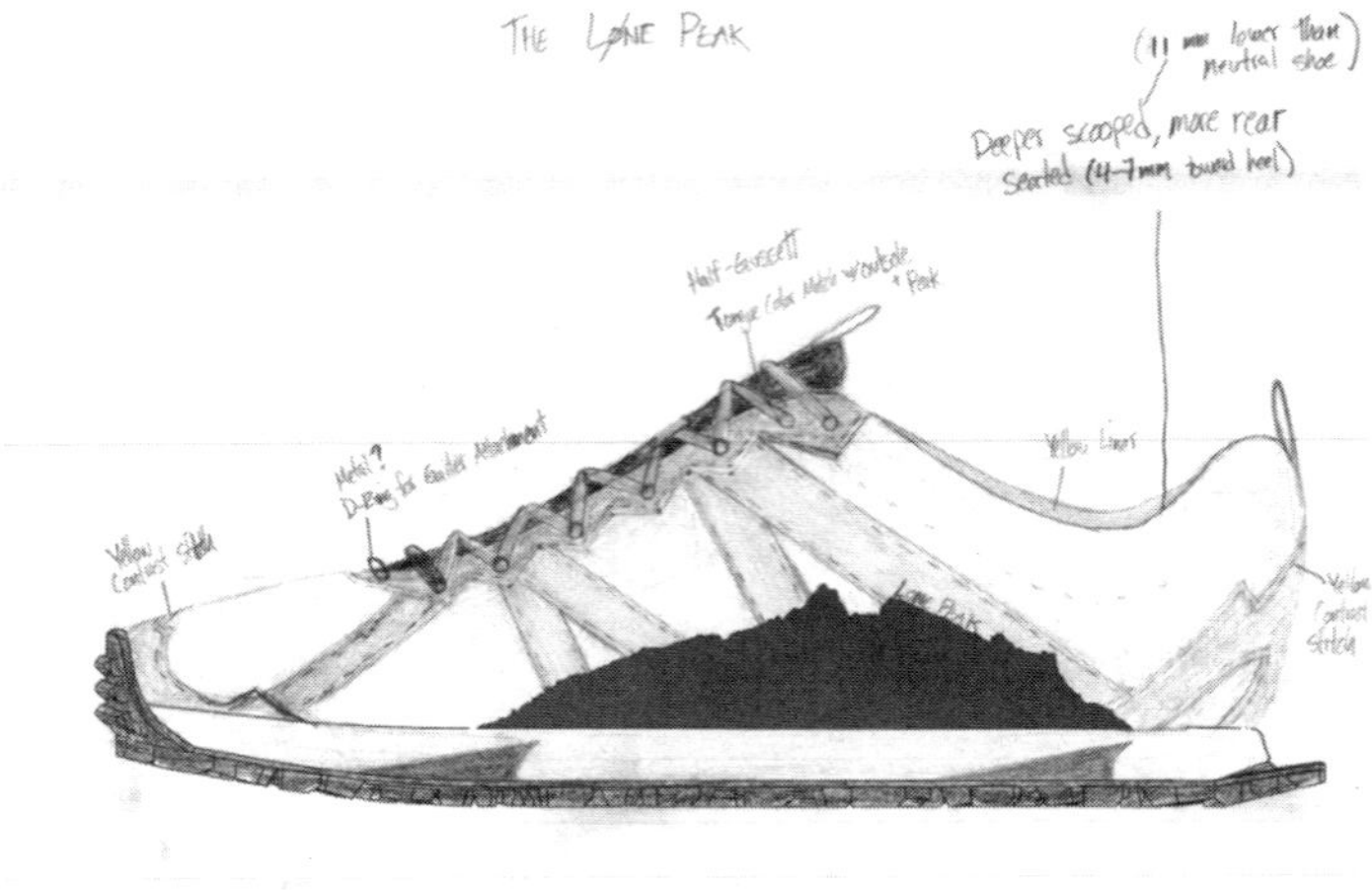

初代ローンピークのデッサン（写真：アルトラ提供）

だろう。もちろん、アルトラにとってはうれしいサプライズだったに違いない。スルーハイカーは、アルトラを大きく支えることになる、天からの贈り物になった。

「1日中歩き続けるのだから、つま先には十分なスペースが欲しいはずです。速く走るためのシューズを作ったんじゃない。長距離を移動し続けるためのシューズです」

実は、このローンピークこそが、僕が最初に出会ったアルトラのシューズであり、息子が足に何の支障をきたすことなく長距離を歩き続けられている魔法の靴だった。胸の中でこれまでの疑問が氷解した。それはラテン語で「修理」を意味するアルトラの社名にも込められた、足の自由を取り戻す革命の象徴だったのだから。

そして、まさにその靴が、アルトラが成功した究極の理由でもあったのだ。

ここで僕は、記者の悪い癖でもあるのだが、少し下世話な質問が浮かび、聞くのを躊躇できなくなった。いわばローンピークは、トヨタでいう「プリウス」のような存在だ。であれば、レオナルド・ディカプリオも愛用している、みたいな例があると面白いのですが、と。

「あ、レオナルド・ディカプリオは、よくアルトラを履いているのを目撃されていますね」

インタビューを聞いていた現場の関係者たちの静粛がざわめきに変わった。ブライアン以外、誰も気づいていなかったのだろう。調べてみると、確かにローンピークを履いているディカプリオが目撃された写真がRedditで確認できる。ただ、彼が履いているのはスポンサー契約しているからではないし、どこで手に入れているのかはわからないという。

「だから、ブランドのために名前や肖像権を使うことはできませんね」

ブライアンは笑いながらそう言った。いずれにせよ、アルトラが成功したのは、マーケティングキャンペーンが成功したからではない、ということだ。巨額のお金を注ぎ込んだことは一度もない——ブライアンの目には、幾多の試練を乗り越えて製品を作り上げてきた者だけが持ちうる自信と、静かな誇りが宿っていた。

フットウェア界の「次の波」

もっとも、シューズ市場は、大手ブランドが巨額の資本を背景に多額のマーケティング費用をかける世界だ。そう甘くはない。事実、キッズ向けのローンピークは生産が終了している（だから僕自身は困っているのだが）。どうやって、現代の靴という、人々が信じてやまない物語を上書きしていこうというのだろうか。

「お金では勝てません」

と、ブライアンはあっさり言う。それでも創業から13年、世界50カ国以上に進出し、成長を続けてきたという自信の裏返しでもあるのだろう。作られたマーケティングキャンペーンではなく、まさにオーガニックな本物の成長を遂げてきたのだから。創業から10年以上もマーケティングに多額の資金を投入する必要がなかったのは、やはり製品がよかったからだ、とブライアンは胸を張る。

それに、ブライアンは悲観もしていなかった。近年では、勢いのある新興ブランドが出てきているからだ。

それ以前は、40年間、新しいブランドが参入することはなかった。アメリカでは、基本的にナイキ、アディダス、ブルックス、アシックス、ミズノ、サッカニー、ニューバランスという大手同士だけが互いに争う世界だった。40年間もだ。アルトラが創業したころの靴は、どのブランドでも同じ見た目で、同じエンジニアリングだった。それに比べれば今日のシューズ業界は、はるかにいい状態だと言える。突然、伝統的なフットウェアとは違うＨＯＫＡ、ＯＮ、そしてアルトラが米国の７大ブランドに仲間入りし、硬直していた業界そのものを大きく変えてきたからだ。

「そしてこれからは、ミニマリストブランドの中から台頭するシューズ企業が出てくるでしょう。世界でいま、『履き物の再考』が求められていると思うからです」

履き物の再考。その言葉に、やはり僕の確信は深まった。世界は確かに、新たな方向へ動き出している。

これまでも、振り子は常に揺れ動いてきた。２０００年代は、硬い、サポート性の高いシューズが主流だった。その後、２０１０年ころに一度ミニマリズムに振れ、再びマックスクッション（厚底）に戻った。そしていま、その振り子がまた戻ってきているのを僕たちは見ている。

ベアフットシューズブランドが世界中で続々と立ち上がっていることだけではない。たとえばVivobarefootの業績を見ると、それは一目瞭然だ。ここ数年、売り上げは右肩上がりで、２０２３年の売り上げは７３００万ポンド（約１５０億円）、税引後利益

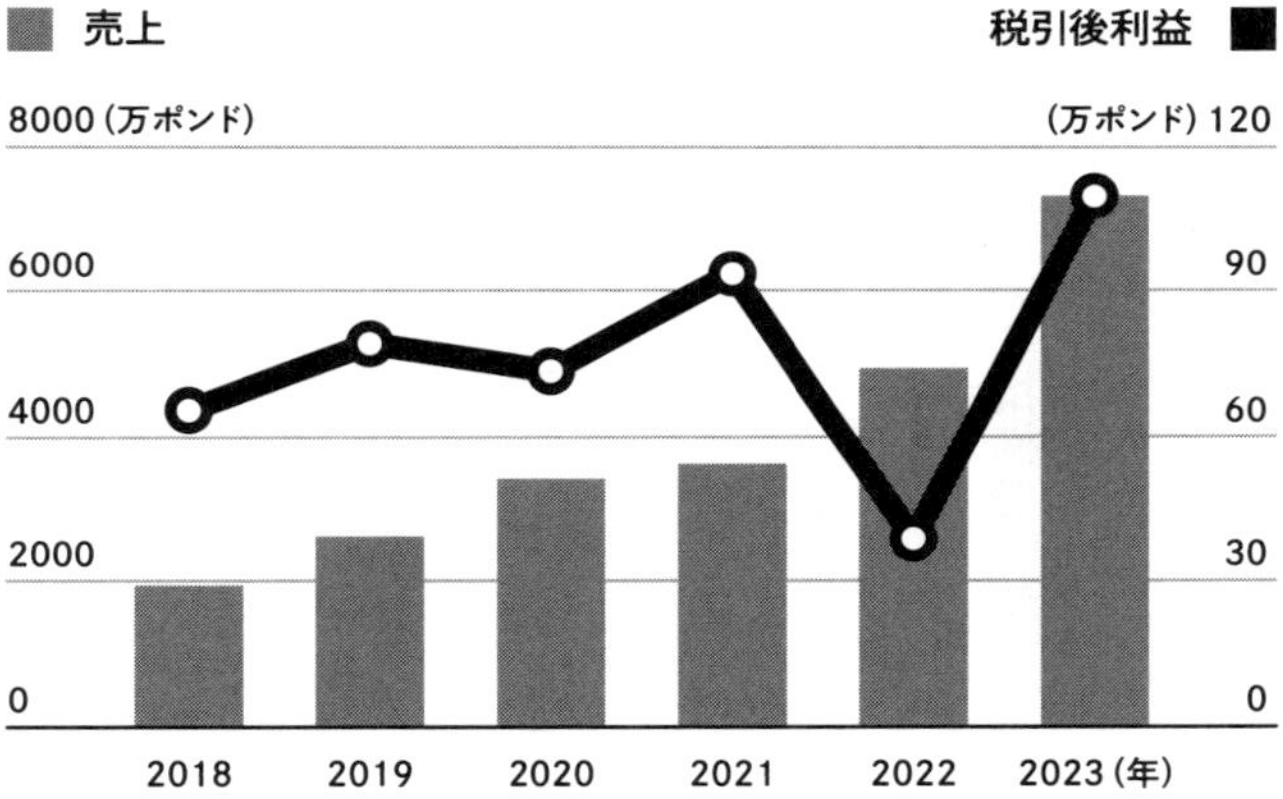

図18. Vivobarefootの売上と利益の推移（出所：Vivobarefoot公式レポート）

も100万ポンド（1・9億円）と黒字を叩き出している。

実はVivobarefootは、社会や環境に配慮した企業にのみ与えられる『B Corp』の認証も得ている。日本でB Corpの普及を推進している団体によれば、認証企業の中でもサプライチェーンマネジメント等の項目で高いスコアを獲得しているという。同じくB Corpのシューズブランドとして一世を風靡《ふうび》したAllbirds（オールバーズ）ですらいまも赤字だから、いかにVivobarefootが人知れず成長しているかがわかるだろう。

2023年は全世界で99万5000足を

売り上げている（前年比28％増）。

ブライアンは言う。

「フットウェアの次の波は、少しミニマル寄りになるでしょう」

BORN TO WALK

とはいえ、シューズ業界は徐々に変化の兆しを見せているが、直立二足歩行の歴史を振り返れば、僕たちが歩く時代は過去のものとなりつつある。

「それはよいご指摘ですね」と、ブライアンはぐっと身を乗り出した。この壮大なテーマこそが僕がシューズについて深く追ってきた背景にあったのだが、それは僕だけのテーマではなかった。つまりアルトラもまた、このことをずっと追求していたのだ。

「人間は、外に出ることで、内面が豊かになります。自然の中で過ごす時間が増えれば増えるほど、人は健康的に、そして幸せになれる。そしてそれが、アルトラのすべてのシューズに込めた想いです」

アルトラのパーパス（企業の存在意義）には、こうしたメッセージが刻まれている。

人間が自然に動くことで、世界中の人々にインスピレーションを与え、その潜在能力を解き放つ。（Unleashing human potential by inspiring the world to move naturally.）

さらに、彼らのバリュー（価値観）の一つに、「発見」（DISCOVERY）という項目があり、こうも記されている。

自分自身と周囲の世界をより深く知るために、動こう。

(Move to discover more of ourselves and the world around us.)

ランニングから始まった彼らが、「走ろう」ではなく「動こう」と呼びかけているのも意外だった。ただそれは、常に走るのは現実的でもなければ、必要でもないからだ。だから、歩くことが大切なのだ、とブライアンは言った。

「長距離を歩けば歩くほど、人は食べ物のことを考えるようになりますが、それだけじゃない。世界の課題から、自分自身の悩みまで、様々な思考が頭をめぐります。人間は歩くことで、思考が解き放たれるのです」

対話も終盤に近づいたころ、ブライアンは、アメリカ建国の父の1人、ジョン・アダムズの話を持ち出した。

「彼もまた、歩くことで、頭をすっきりさせていた人物です。歩くことには、そういう力があるのだと思います」

初代副大統領、そして二代目大統領としてアメリカの独立を指導したこの人物は、「身体を動かすか、死ぬか」と喝破し、ハーバード大学を卒業後にアルコール依存症に苦しんだ次男への手紙にも、「毎日歩け」と記していた。毎日10㎞の散歩をこなし、どこへ行くにも足で向かったという。興味深いのは、まるで未来にいる僕たちのことを見通していたかのように、「座りっぱなしに注意せよ」と述べている[9]ことだ。

特に座り仕事や勉強が多い生活をしていると、体に溜まった滞りが原因で、様々な不調が出てくるものです。だから、そういった怠惰な状態から自分を奮い立たせて、毎日必ず散歩をするようにしなさい。外を歩けない時は、部屋の中でもいいから歩くといい。（中略）そして、同じ場所に長時間座りっぱなしにならないよう心がけなさい。時々立ち上がって、窓を開け、部屋の中を数周歩いてから、また本や勉強に戻るようにするといい。

——ジョン・アダムズからチャールズ・アダムズへの手紙
1795年2月7日

そしてブライアンは、建国の父がすべてを見抜いていたことに思いを馳せるように、こう締めくくった。

9 John Adams to Charles Adams. 1795.

「私たち人間は、二本足で常に動き回る生き物です。ソファでテレビを見たり、ゲームをしたりするために生まれてきたわけじゃない」

Step 6
自然のこと

文明とともに失ったもの

現実とは何だ？ どう定義する？
触れたり、嗅いだり、味わったり、見たりできるもののことなら、「現実」とは脳が解釈する電気信号に過ぎない。

――― モーフィアス（映画『マトリックス』）

火と氷の島

北大西洋の孤島アイスランド。その南西部、ファクサ湾の静かな波に寄り添う首都レイキャビクを後にし、僕は7歳の息子を連れて東へと向かった。

「火と氷の島」の異名を持つここアイスランドの地を訪れた目的は一つ。文明や都市化とともに僕たちが失ってきたもの——それが何なのかを、この身で確かめるためだ。大自然の中に数日間、身を投じて、歩き続けることで。

舗装されぬ荒々しい広大な大地を、バスは4時間もの間、まるで大海原の小舟のように進む。その道中、傍《かたわ》らの息子は不慣れな揺れに翻弄《ほんろう》され、レイキャビクのホテルで口にした朝食をほぼ残らず体外へと捧げてしまった。

窓の外には、太古の記憶を宿す火山の連なりが立ち並ぶ。それもそのはずで、約130もの火山のうち30以上が活火山で、いまでも定期的に噴火している島なのだ。実際、僕が帰国した1週間後に噴火が発生し、アイスランド国民保護・危機管理局は危機レベルを3段階中最も高い「緊急レベル」に引き上げた。

一方で、北極圏からわずか40㎞の北大西洋に浮かぶ島とあって、国土の11%は氷河が覆う。1つの島にこれほど活火山と氷河が同居しているのは地球上でも珍しく、ゆえに風景が刻々と変化するから目を見張るものがある。

「見て、彩雲だよ！」

息子の声が突如耳に響いた。空を見上げると、確かに虹色に輝く雲が、僕たちを祝福するかのように浮かんでいる。縁起のよい吉兆とされるこの雲を僕は初めて目にしたが（というかそのときまで知らなかった）、彼はいつどこで覚えたのか、熱心にこの彩雲について説明してくれた。

4時間が経ち、僕たちの目的地、ランドマンナロイガル地熱地帯が姿を現した。

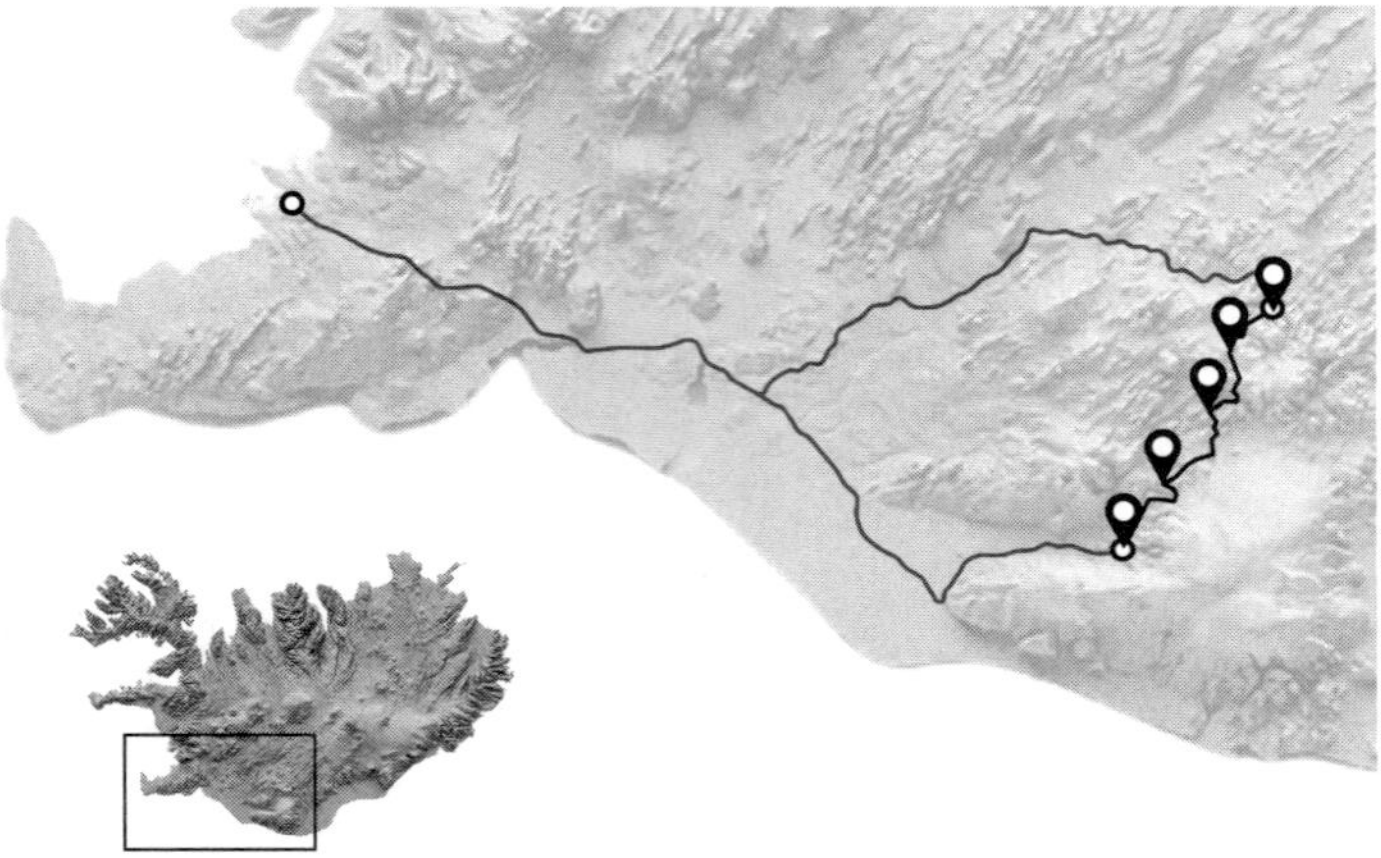

図19. ロイガヴェーグル・トレイル

「人々の温泉」を意味し、自然を歩くことを愛してやまないハイカーたちの聖地として知られる場所だ。

アイスランド島中央部を南北に走るロイガヴェーグル・トレイルは、ここランドマンナロイガルと、南のソルスモルクという森をつなぐ全長55㎞の道。そう、ここを4日間、歩き通す計画だ。

なぜアイスランドだったのかといえば、猛暑で熊も生息する夏の日本の山や、かたや真冬の南半球は命が危険だと思ったし、どうせ歩くなら見たこともない絶景に打ちのめされたかったからだ。とはいえ、ドイツ製の登山アプリ「Komoot（コムート）」にはこのロイガヴェーグル・トレイルは「上級」というレベルバッジが貼られていて、ためらいがなかったといえば嘘になる。が、日本では八ヶ岳最高峰の赤岳《あかだけ》（標高2899m）なら1泊2日で踏破できるくらいには息子も成長していたから、それほど無謀ではないと思ったのだ。

そしてそこには、いまの自分に足りていない、欠乏していることのすべてがあった。それこそが、僕たちが自然の中を歩き続ける理由——それは座学では決して得られることのない、五感を総動員した学び、そして、苦痛、挫折、幸福のすべてだ。

本当のエネルギー問題

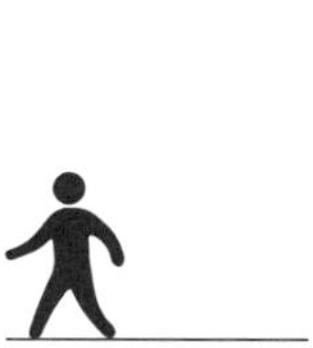

時計の針を巻き戻すこと約1カ月。僕たちの旅支度《じたく》は始まった。

その時点から、早くも普段はまったく考えないようなテーマに頭を悩ませることになる。それが、**エネルギー問題**である。遠い話に聞こえるかもしれないが、その意味するところは僕たちの日常に深く根ざしている。

驚いたことに、いまの日本では、人間が自らの身体で作り出せるエネルギーの40倍もの外部エネルギーを消費している、という計算がある。[1] しかもこれは、近年の大規模言語モデル（ＬＬＭ）が世に出る以前の計算だろう。ＬＬＭは、その学習過程で１００世帯が1年で使う以上の電力が必要と言われているから、[2] いまはさらに桁違いなエネルギー消費量になっているはずだ。

つまり、都市生活は僕たちから身体を使う機会を奪い、照明が闇を照らし、ガスが風呂を沸かし、空調が室温を整える。ボタン一つで湯が沸き、火を起こさずとも料理をつくることができてしまう。さらにいまでは、脳のエネルギーをそれほど使わずとも、ＡＩが正解を導き出す。

それができなくなったときはどうするのか――？

それを嫌でも突きつけられた経験こそが、東日本大震災や原発事故だった。

では、僕たちはどういうエネルギーの使い方をしながら暮らすのか。そのことを真剣に考えてこなかったツケが日本中を覆ったのはわずか10年ほど前だが、正直に言えばその記憶が早くも薄れつつあったころ、この旅支度を期に、改めて考えさせられることになったのだ。

というのも、衣食住のすべてを背負って歩かなければならないからだ。

食料や、文字通り火を起こすためのガス缶などのエネルギーだけではない。天候を予想しながら持ち運ぶ服、寝袋、テントも慎重に選ぶ必要がある。重すぎる荷物を運んで歩けば、それだけ疲労や怪我を引き起こしやすくなり、リタイアにつながる。リタイアといっても誰も車で迎えに来てくれる場所ではない。最悪の場合はドクターへ

---

1 養老孟司、中村桂子、池澤夏樹、春山慶彦．こどもを野に放て！ ＡＩ時代に生きる知性の育て方．集英社．２０２４．

2 Vida Rozite,Jack Miller,Sungjin Oh. (2023). “Why AI and energy are the new power couple. The International Energy Agency.

りだが、そんな金は無論予算には計上していない。

必然的に、本当に必要な「物」は何か（いや、何を置いていくか？）を考え抜くことになる。第一、自分が歩く上で必要な栄養価や水の量とはどれくらいなんだろう？　それを重さの上でも燃料上も効率よく調理して摂取できて、かつ美味いものは？　といった具合に、自分の体力というエネルギーと、荷物として持ち運ぶべきエネルギーのバランスを適切に計算しなければならないのだ。

これは、「カロリー」というエネルギーの概念を持ち出すことで、**人間の体を一つの内燃機関システム**としてとらえることができる、ということでもある。つまり、どんな気象条件で、どれだけの荷物を背負い、何㎞歩くと、どれだけのカロリーを消費するか、という考え方だ。自動車の燃費計算には僕たちは長《た》けているが、自分という内燃機関についてはどうだろうか。

たとえば、人間は10㎞歩くと、体重60kgの人で約２４０㎉のエネルギーを消費する

——そもそも僕たちは歩くときにどれくらいのコストを支払っているのか、ざっと理解しておこうということだ。具体的には、次のような計算になる。

人間の歩行の平均コストは、**0.08mlO₂/kg/m**。

難しそうに聞こえるかもしれないが、意外と簡単だ。要するにこれは、体重1kg当たり、1m歩くのに、0・08mℓの酸素を使う、という意味だ。これに基づくと、体重60kgの人が10km歩く場合、

$0.08mlO_2/kg/m \times 60kg \times 10000m = 48000mlO_2$

つまり、48リットルの酸素を人間はこの間に消費する、ということだ（有酸素運動である）。そして、酸素は、体内で食べ物（糖質や脂肪などの燃料）を燃焼するのに使われ、その過程で1ℓ当たり約5kcalのエネルギーを生み出す。

というわけで、

48L × 5kcal/L = 240kcal

のエネルギーを生成し、これを消費するということになる。通常の基礎代謝（呼吸や心臓を動かすなど）や行動のためのエネルギー（荷物を整理したり、テントを立てたり、荷物を上げ下げする）に加えて、長距離を歩くには、ざっとこれくらいの追加エネルギー消費量が重なることになる。

そして最後に、このエネルギーは具体的に、歩行中にどのように使われるのか、である。大別すれば二つある。

①筋肉を動かすための機械的なエネルギー（歩行のための運動エネルギー）：20〜25％
②代謝による熱エネルギー（体温として放出される）：75〜80％

つまり、消費した酸素から得られるエネルギーの大部分は代謝による熱となり、実際の歩行という運動に使われるエネルギーは比較的小さいということだ。

長期山行《さんこう》となると、さらにここに大きな荷物が加わる。10kgの荷物を背負うと、体重と同じ要領で、追加で約40kcal多くエネルギーを消費する計算になる。

ところが、ここで重要なのは、この計算は**荷物の重さが体重の10〜20%くらいまで**の話だ、という点だ。[3] というのも、これが30%を超えてくると負担が急激に増加することが科学的にわかっている。体重60kgの人なら、問題なく運べる荷物は6〜12kgくらいまでが限度で、これが18kg（30%）となると姿勢も崩れやすくなり、膝や背中への負荷も大きくなる。つまり、エネルギー消費も一気に増えることになるのだ。

ここから導き出される、僕と息子がそれぞれ無理なく運べる荷物の重量の限度は、

- 筆者：体重62kg × 20% = **12.4kg**

3 Tzu-wei P. Huang, Arthur D. Kuo. (2014). "Mechanics and energetics of load carriage during human walking". *The Journal of Experimental Biology*. 217, 605-613.

● 息子：体重22kg×20％＝**4.4kg**

となる。これくらいの総重量から逆算して、これに収まるように衣食住の荷物を考えなければならない。

さらに興味深いことに、人間という内燃機関の効率は、**荷物の背負い方によっても大きく変化する**ことが複数の研究によって明らかになっている。[4] バックパックの中では、重い物を上部、つまり肩甲骨のあたりにパッキングしたほうが、腰のあたりに入れるより酸素消費を約20％も削減できるのだ。これは、身体の重心に近い位置に荷物を置くことで、身体の自然な揺れを活かしやすくなり、結果として少ないエネルギーで歩けるようになるからだという。パッキング術について各所で紹介されている内容は、こうした理論に基づいているわけだ。

重さの分布

● **重い荷物は上部かつ身体に近い位置**：重い荷物（テント、食料、燃料など）は背

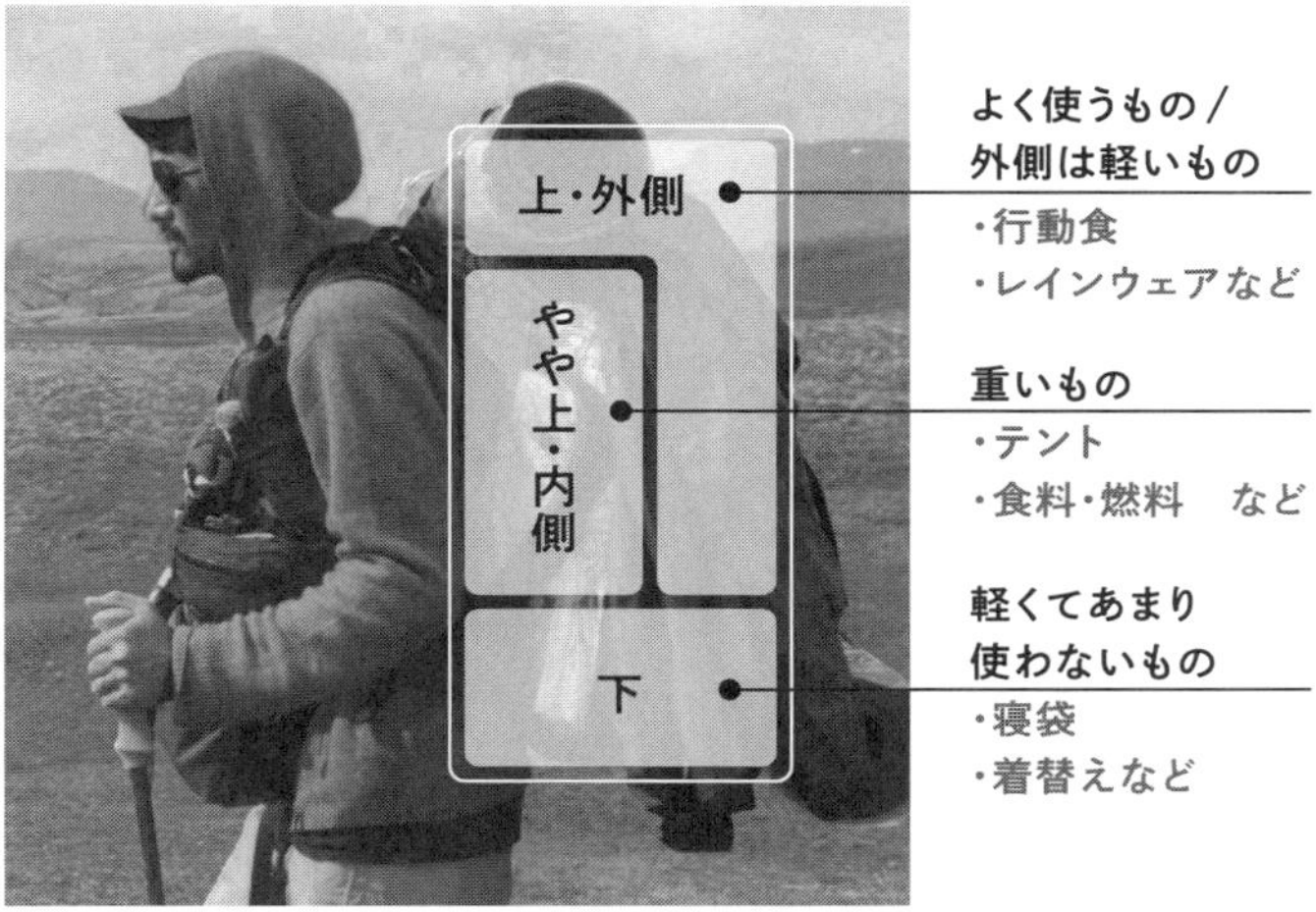

図20. バックパックのパッキング術の例

中の上部、またはできるだけ身体に近い位置に置く。身体の重心が安定し、バランスが取りやすくなる

- **軽いものは下部と外側**：軽い衣類や寝袋などはバックパックの下部や外側に配置し、重さの集中を避ける

重心を安定させる

- 荷物が左右に偏らないようにバラ

4 Kristin J Stuempfle, Daniel G Drury, Amanda L Wilson. (2007). "Effect of load position on physiological and perceptual responses during load carriage with an internal frame backpack". *Ergonomics*.

ンスよく詰めることで、歩行中にバックパックが揺れるのを防ぐ

また、自動車のエンジンと同じように、人間にも**最も効率のよい歩行速度**が存在する。それは時速約4～5㎞で、この速度だと位置エネルギーと運動エネルギーの変換効率が最大になる。ただし、これは荷物を背負うと変化し、荷重が増えると最適な速度は若干低下する。一定のペースでゆっくりと歩くことが、カロリーを節約しながら距離を稼ぐのに適しているわけだ。

一方で、燃料としての食料は、重量比のカロリー効率がよいものを選ぶ必要がある。寒い山の中では、体温を維持するために体は余計なエネルギーを使う。身体を温める食事のためのガス缶も必要になるし、代謝によって発生した熱を保持するために重量比で最も保温性や断熱性の高い衣類や寝具を選んで熱を逃さないようにする。

このように考えていくと、食料、燃料、寝袋など、これらの衣食住を満たす荷物を考えることのすべては、カロリーと重量の最適解を探す作業にほかならない。そのた

めには、いま自分が所有している「物」たちをリスト化し、その重量をすべて量り、背負う意味がある燃料や道具たちなのかどうかを自分の頭で一つ一つ、考える必要に迫られる。

この考え方は、実は「ウルトラライト」（ＵＬ）という思想として、より遠くへ歩くハイカーやバックパッカーの間では広く浸透している軽量化の知恵でもある。僕がこのＵＬに出会ったのは、初めて尾瀬《おぜ》と至仏山《しぶつさん》を１泊２日で歩いたときに痛い目をみた後のことだった。過剰な重装備が災いし、膝を痛めた僕は予定していた行動時間を数時間もオーバーした。日も沈み闇に包まれた山中を、ヘッドライトすら持たない状態で下山することになった。まさに瀕死の思いで山を降りたその経験は、僕をＵＬの世界へと導いていった。

それ以来、僕は軽量化をグラム単位で考えるようになった。そこには、まるで自動車が軽量化によって燃費をみるみる向上させてきたように、人間も荷物の軽量化によって、より遠くへ自由に歩けるようにと工夫をしてきた幾多の先人たちがいた。そして、これらの積み重ねや経験の結晶があった[5]というわけだ。

たとえば、長袖のＴシャツ。僕が選んだのは２１３ｇと若干重めのものだが、そもそも「若干重め」などこれまで考えたこともなかった（読者もそうではないだろうか?）。これならやや厚手で速乾性には少し欠けるが、素材は１００％メリノウールである。つまり寒暖差に強いし、数日歩き続けて汗だくになろうとも臭わないから、自分の分の着替えは持たず、これ１枚だけを着ていくことに決めた。丁寧に１つずつ重量を量ってその合計値を突きつけられると、着替えも持って行く理由が消えてゆくのだ。

あるいは、１つの物を複数の用途として工夫するのもＵＬの思想だ。たとえば、トレッキングポール（ストック）をテントのポールとしても使う。そういうテントを選んで、重量を削ってゆく。

自分の生存と運動にどれだけのエネルギー（カロリー）が必要なのかを考え尽くすという長期山行の**ＵＬ思考トレーニング**は、都市での日々の暮らしにも影響を与えていく。エスカレーターやエレベーターなどの外部エネルギーを使っていることを意

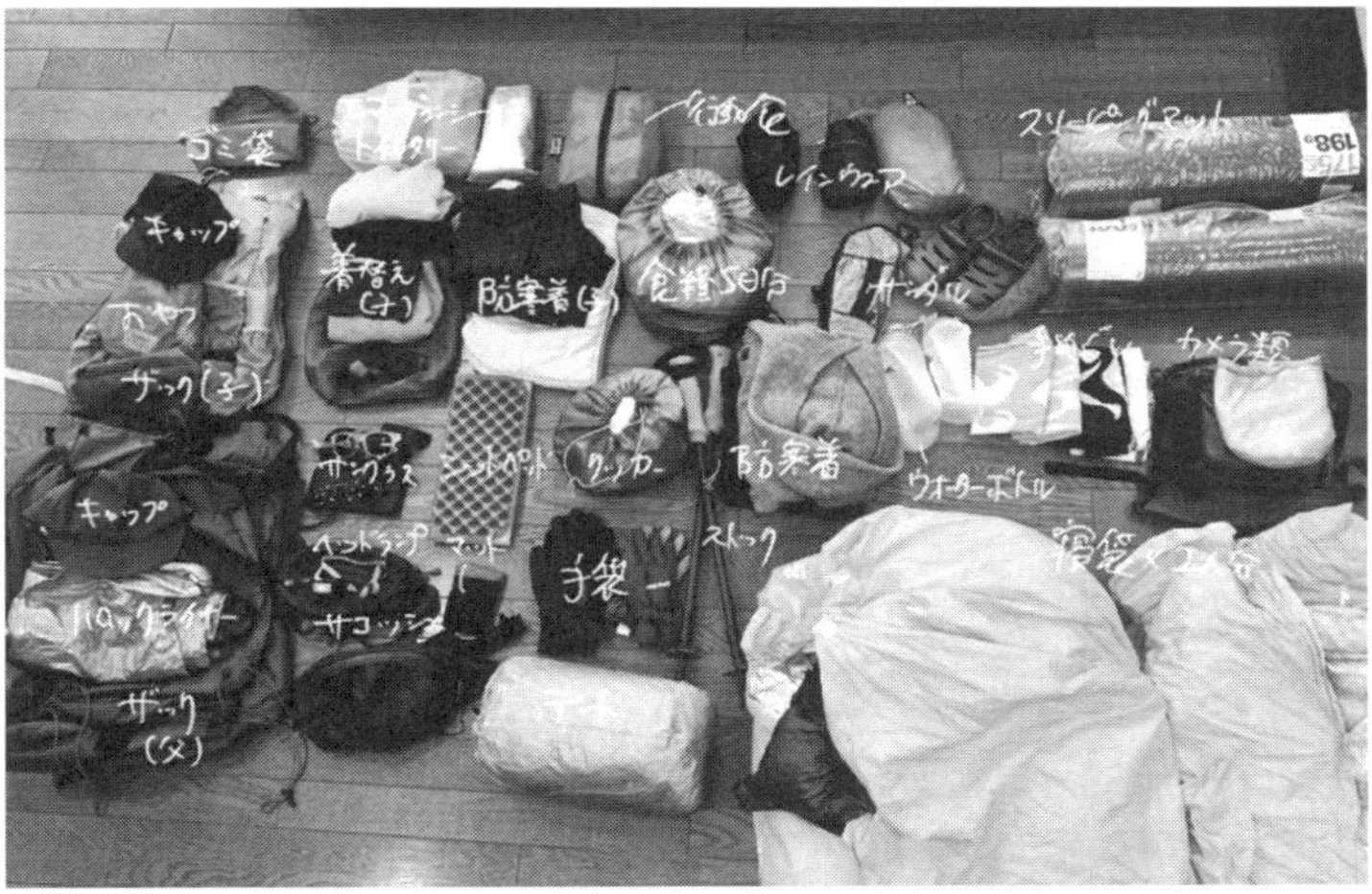

図21. 2週間のアイスランドに持っていった全荷物(2人分)

識するようになっただけではない。自分が普段から所有している物がすべて見える化されるようになっていったし、物を買う前に、本当に必要な物なのかどうか考える癖がついた。要するに、ミニマリスト的な習慣が自然と身に付くようになったわけだ。あるいは、道具としての美しさや素材の意味、その用途も自分の経験から考えられるようになった。ベアフットシューズが必要最低限の機能へと削ぎ落としているがゆえに「ミニマリストシューズ」と呼ばれていることとも、

5 ULに関する参考文献やコンテンツは豊富だが、たとえば山と道ジャーナル「ウルトラライト・パッキングのすすめ」(2020年10月16日)などは大変参考になる

親和性が高い考え方だろう。

このことは、実は歴史学者のユヴァル・ノア・ハラリが『サピエンス全史』において、僕たちが狩猟採集民に学ぶべき点として語っていることとも共鳴する。

身の回りにどれほど物があふれているか、私たちは普段気にも留めないが、引っ越しするときになってようやくそれを思い知らされる。一方、狩猟採集民は毎月、あるいは毎週、ときによっては毎日、持ち物をすべて背負って移動した。引っ越し業者もいなければ、荷馬車もない。荷を運ぶのを手伝ってくれる動物たちさえいなかった。したがって彼らは、どうしても必要な所持品だけでやりくりするしかなかった。

歩くという単純な行為の素晴らしさや可能性を考えるとともに、新しいライフスタイルを考えるこうしたULカルチャーが広まったのは、名著『ウルトラライトハイキング』（土屋智哉）によれば、1968年にコリン・フレッチャーが出版した『遊歩大全』が引き金の一つだったという。僕が歩くことにのめり込んでいく中で、夢中になって読み込んだ本の１つでもあり、バックパッカーやハイカーにとってのバイブルだ。

少しだけ中身を紹介してみよう。その中でフレッチャーは、「なぜ歩くのか」という問いに対し、冒頭から次のように書き始める。

テレビ、ヘロイン、株式相場。ひたすらのめりこみ、常習患者になりがちなこれらの楽しみに、ウォーキング、すなわち「歩く」という行動もつながっているような気がする。だが、精神病的な偏執さに陥りかねないこれらの狂気の中で、ウォーキングだけは少し異質だなと感じられるのは、その狂気が快いものであり、精神の健全さにつながっているからであろう。私は心からこの狂気——ウォーキングを広く推奨したい。

そして彼は、本書で取り上げてきたようなサイエンスやエビデンスに基づくというよりも、自身の豊富な経験や実践に基づいた哲学として、こう続ける。

Think、つまり「考える」ということのためには、この尾根歩きは最適で、必ず満足すべき結果が得られた。草の急斜面を登りきり、風に吹かれ、空を見上げると、いつしか自分の頭脳が明晰になっているのに気づくのだ。(中略)

ウォーキングの習慣が身についてしばらくすると、もう街の中や公園を歩くだけでは、ものたりなくなってくる。

僕もまた、自然や山の中を歩くのが習慣になってからというもの、歩いたからこそ出会える風景や心を動かされる経験を重ね、次第にもっと遠くへ歩きたい、もっと地球上のいろんな場所を歩いてみたいと思うようになったし、子どもと歩く機会も多かった(彼の分もときには運ぶこともあった)。だから軽量化は決して軽装化ではなく、生存のための知恵でもあった。いまでは子どももだいぶ山歩きには慣れてきて、どのおやつを持っていくか「優先順位をつける」ことが習慣になった。大好きなグミは少し重いが、それでも他を削って持っていこう、といった具合に。

こうして5日分の食料と初日分の水を加えて、僕の荷物はトータル約13kg、息子のそれは約4kgへと相成った。これならざっと体重の20%程度に収まっているし、食料は日々摂取するので重量は徐々に減っていく。水は浄水器があるからトレイル沿いの豊富な川から毎日補給可能だ。なんとかなるに違いない。

――はずだったのだが、それはあくまで旅支度という机上においてのみだった。そう、どれほど入念に荷造りや準備を重ねても、初めから計画通りになるはずもなかったのだ。何しろ、相手は自然なのだから。

本当の現実世界

解剖学者の養老《ようろう》孟司《たけし》は、著書『手入れという思想』の中で、都市の問題点について実に興味深い考察を披露している。

戦後の日本人の態度の変化でいちばん目立つのは、何事も人のせいにする人が出てきたということです。なぜかというと、人間の作ったもので世界を埋め尽くしていけば（筆者注：都市のこと）、それだけが現実になっていくからです。その「現実」にないはずの不都合は、すべて人のせいにする。

養老はこの人間の脳の産物である人工物であふれる現実を「脳化社会」と呼ぶ。それは「ああすれば、こうなる」という合理性ですべてが動く社会だ。物事には必ず答えがあり、そのことだけで世界を作ってきたことこそが「壮大な実験」だと彼は言う。そして僕たちは、答えられない問題を、そこからはじき出してしまったのだと。

だが、人間であれ、地球であれ、生態系であれ、本来はものすごく複雑であり、そんな単純な因果関係で割り切れるものではない。本来、山や自然が面白いのは、まさに何があるかわからないからだ。まるでカーナビの指示通りに車を走らせるドライブのように、最短距離で効率よく目的地を目指すだけでは、思いがけない景色に出会うこともなければ、道端に落ちている不思議な色の石に目を留めることもない。僕たちは、そうして得られるはずの多様な体験を放棄して、それらから積み上げて物事を考えるということを、いつの間にか忘れてしまったのではないか。

ハラリは言う。

人々が時間とともに知能を高めたという証拠は皆無だ。狩猟採集民は農業革命のはるか以前に、自然の秘密を知っていた。なぜなら、自分たちが狩る動物や採集する植物についての深い知識に生存がかかっていたからだ。

そして僕は、狩猟採集民ほどではないにせよ、この「何があるかわからない」「人間の思い通りにはならない」という、本来は当たり前のはずの「本当の現実」と向き合うことになった。そこでは、生存がかかっているがゆえに頭と身体を真剣に使い、何事にも謙虚になる。とりわけアイスランドは悪天候が襲うという意味で悪名高い国だ。真夏でさえ、突然の雨風が厳しい寒さを招く。

養老は別の場で、こうも述べている。

天気一つとっても、人間はコントロールすることができません。思い通りにならない自然となんとか折り合いをつけるためには、地道な努力や、予測できないことを受け入れ、わからないことは「まあ、こんなものだろう」と空白のままにしておかなければならないのです。[6]

時刻は21時半。外は白夜でまだ昼間のように明るい。それが唯一の救いだが、ランドマンナロイガルという広大なトレイルヘッド（登山口）で前泊する僕たちを待ち受けていたのは、日中の穏やかな天候とは打って変わった、台風のような猛烈な雨と強風だった。

テントに打ち付ける轟音に、緊張は頂点に達していた。日本からの長時間フライトに長距離バス移動を重ねて身体は疲労困憊のはずなのに、眠気すら感じない。息子は幸いよく眠っているが、想像以上の寒さも相まって僕の頭は冴え渡っていた。

テント内の床が水浸しになっている。息子が寝る前にこぼした飲料水なのか、雨の侵入なのか、それとも地面からの浸水なのか。原因は特定できないが、自分の寝袋のある場所だけが水浸しである事実に変わりはない。

氷の島とはいえ真夏だから例年安定的に気温は5℃〜13℃のレンジに収まると聞いていたため、ダウンジャケットの類は持ってきていない。ところがiPhoneの天気アプリは現在地の体感温度マイナス2℃を示している。「風速の影響で、実際よりも気温が低く感じられます」。その親切な説明には、この状況下では憎らしさしか感情が湧いてこない。

頼みの綱はダウンの寝袋だった。これが濡れたらダウンの特質上、保温力を失うからアウトだ。体温を奪われれば、やがて思考が停止する——そんな恐怖が頭をよぎる。未経験の領域にすでに足を踏み入れてしまった不安が僕を襲った。

必死にテント内の浸水の原因を探る。風対策としてテント内に置いた石の下に水が溜まっているようだ。トイレットペーパーで拭き取ろうとするが、それでは間に合わない。手ぬぐいで水を吸い取り、腕だけをテントの外に出して濡れた手ぬぐいを絞る、

— 6 脚注本章1と同

その作業を繰り返す。嵐は一向に収まる気配がない。

事前の自分の準備を褒めたのは、緊急時に野外で夜を明かすための防水性の寝袋カバー、ビバークサック（ヴィヴィ）を持参していたことだった。普段の山行ではほとんど価値を実感しないこの装備は（だから非常時のために携帯しようという気が最近は徐々に薄れつつあった）、この夜だけは違った。寝袋を水から守る最後の砦《とりで》となったのだ。

しかし、事態はさらに思わぬ方向へ転がってゆく。テント内の石を外に出そうとした瞬間、この大地の生んだ鋭利な石が、張り詰めたテントの側面に触れてしまったのだ。それはナイフの刃のようにテントをすっと傷つけるくらいには十分に鋭かった。咄嗟《とっさ》にザックから取り出したダクトテープで応急処置を施す。普段はほとんど使わないこの道具もまた、こういうときのためにあったのだと見事に証明した。

そもそもこのテントは風に耐えられるのか、もし一瞬にして吹き飛ばされたら息子を連れてどこに避難すべきか——普段は眠っている脳の隅々までが、勝手にフル回転し始める。いや、朝になったら、この地から離れるしかないのかもしれない。という暗い予感が頭をよぎる中、突如として雨風が止んだ。

安堵したのも束の間だった。すぐに風だけが再び咆哮《ほうこう》し始めた。まだトレイルの入口で前夜を過ごすだけなのに、すでにこれほどの苦難に直面しているのだ。日本から飛行機を乗り継いで19時間、首都レイキャビクから4時間のバス移動を経てようやくたどり着いたこの地である。歩くためだけに。これまでに費やした時間も労力も、そして費用も考えれば、諦めるわけにはいかないのだ。

だが、まだ一歩も踏み出していないこの時点で頭に浮かんだのは、嫌な二文字だった。

撤退。

撤退

自然の中で、思い通りにならない現実とどう折り合いをつけるのかという問題は、普段のビジネスの世界では往々にして判断が鈍りがちな「撤退」という意思決定を、毎度のように訓練してくれる。

なぜ撤退という決断が難しいのかについては、数多くの心理学や行動経済学における研究が示している。たとえば、後にノーベル経済学賞を受賞することになるカーネマンとトヴェルスキーの実験では、人間が利益を得ることよりも損失を避ける傾向を強く示すという「損失回避バイアス」を説明してくれる[7]し、すでに投資した時間、金銭、労力といった資源を回収できないという事実を受け入れがたい「サンクコストの罠《わな》」もそうだ。アークスとブルマーの研究[8]によれば、すでに支払ってしまった高額の

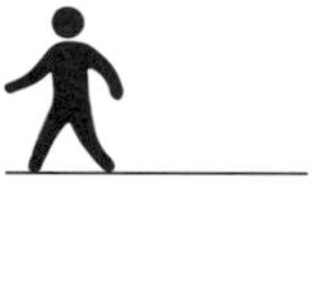

スキーツアーチケットと、より安くて質の高いツアーの予定が重複したら、高額なスキーのほうを選ぶ傾向が強いことが示されている。より安いツアーのほうが楽しめると予想できたにもかかわらず、高額な支払いのほうが「無駄にしたくない」という心理が働くわけだ。

それらの研究の中でも、日ごろの自分を振り返って最も耳が痛いのは、「エスカレーション・オブ・コミットメント」という現象だ。[9] これは、最初の決定に基づいて行動を継続し、否定的な結果が途中からすでに出ているにもかかわらず、当初の決定にさらにコミットしてしまうというものだ。つまり、サンクコストに引きずられて、リソースを投入し続けてしまうのだ。思いが強いほど、これまでに投資してきた資源

---

7 Daniel Kahneman and Amos Tversky. (1979) "Prospect Theory: An Analysis of Decision under Risk." *Econometrica*. Vol.47, No.2. 263-291.

8 Hal R. Arkes and Catherine Blumer. (1985). "The Psychology of Sunk Cost." *Organizational Behavior and Human Decision Processes*. 35(1). 124-140.

9 Barry M. Staw. (1976) "Knee-deep in the Big Muddy: A Study of Escalating Commitment to a Chosen Course of Action" *Organizational Behavior and Human Performance*. 16(1). 27-44.

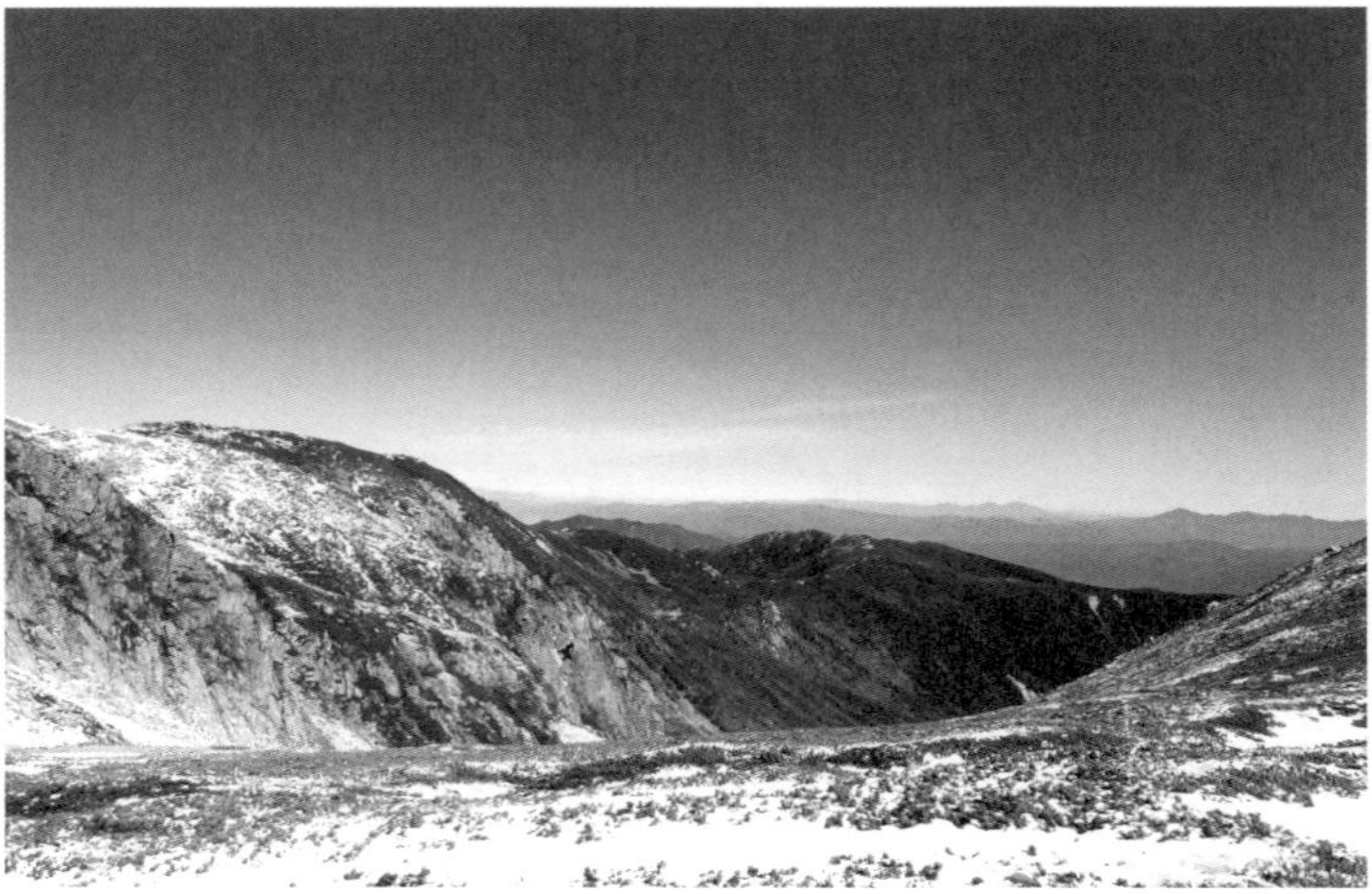

ピークハントを諦めた木曽駒ヶ岳

が大きいほど、そして「ここまで来たのだから」と時間が経てば経つほど、僕たちの合理的な撤退判断を難しくしてしまう。

ビジネススクールでは当たり前に学ぶというこれらの考え方を僕が初めて山で経験したのは、11月初頭の木曽駒ヶ岳《きそこまがたけ》だった。長野県南部に連なる中央アルプス（木曽山脈）の最高峰である。当時まだ6歳だった息子と頂上を目指したものの、雪道、薄い空気、途中からの風の強さに息子は息がしづらくなり、徐々にパニック気味になった。途中で予兆はあった。にもかかわらず、ここまで来たらピークを踏みたいという気持ちに縛られた僕は、大丈夫だろうと彼を鼓舞し続けた。しかし最終的に彼は泣き崩れ、僕はピークを諦めて下山を決めた。

以来、少なくとも僕は山を歩くときにピークハント（山頂を踏むことを目的とした登山）にはまったくこだわらなくなった。そもそも無意識のうちに、ピークは目指さなければならないものという思い込みに引きずられていたのだと気づいた。

もっとも、今回のアイスランドは、このときとはわけが違う。投資してきた時間、金銭、労力のどれもが桁違いに大きかったからだ。

早朝の空はまだ嵐の灰色に覆われていた。テントから出て周囲を歩くと、百戦錬磨のハイカーたちのテントの多くは嵐に敗れ、無惨な姿をさらしていた。僕たちのテントが吹き飛ばされずに耐えたのは奇跡に近かった。

だが、周囲のハイカーたちの動向を観察しながら、僕の心は揺れていた。その多くはここでしばらく様子を見ようという気配だったが、早朝から歩き始める猛者たちの背中を数組は見送った。しかしそれらはいずれも大人だけのグループだったし、情報交換しながら歩き始めるハイカーたちは、互いに言い聞かせているだけにも見えた。

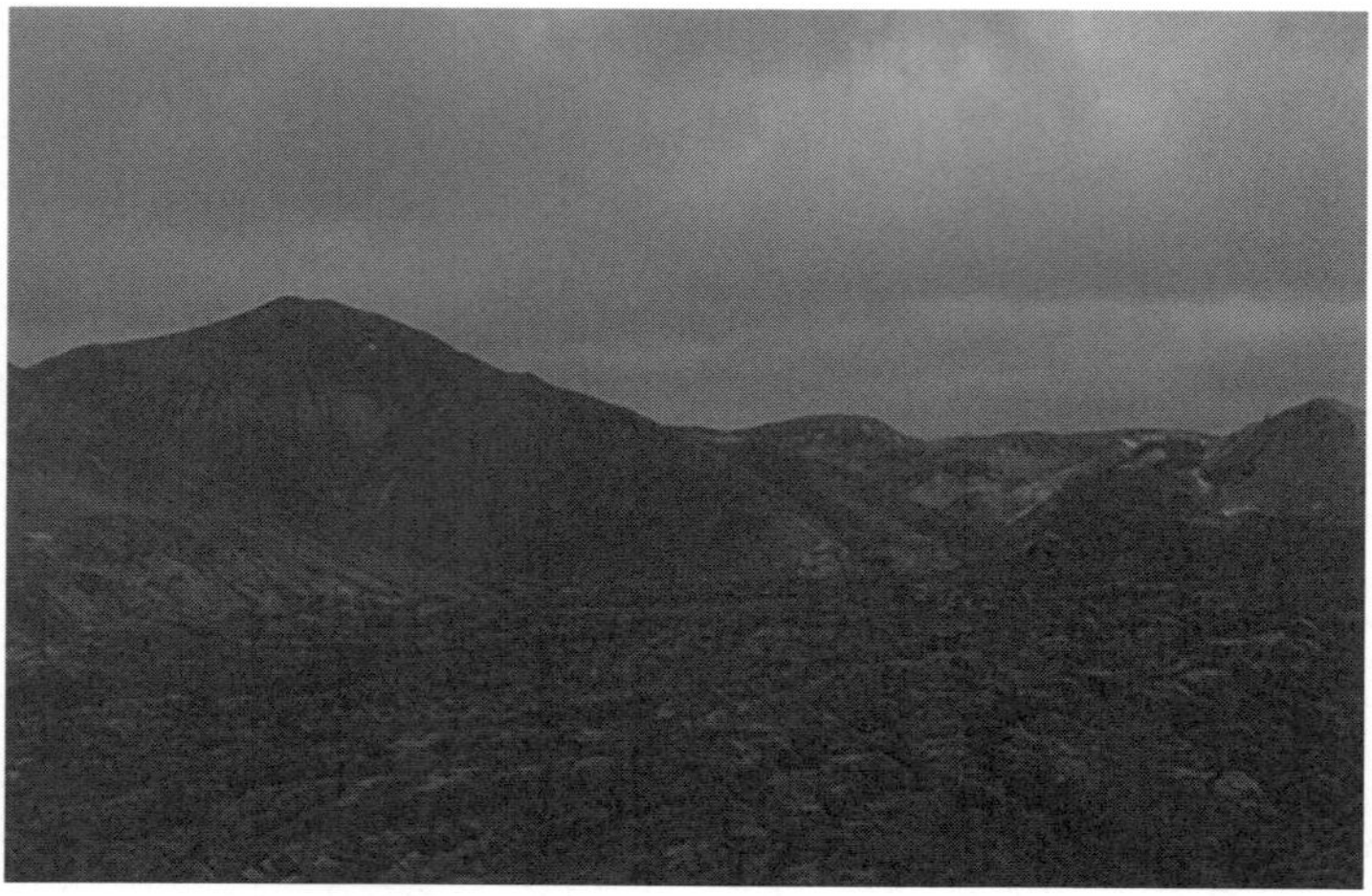

畏怖の念を感じざるを得ない空だった

そうでなくても僕の場合は子連れだから、そのまま進むには十分な理由にはならなかった。

トレイル上には、十数㎞おきに設置されている山小屋があったから、いまから小屋泊に切り替えることも考えた。だが、数カ月前からの予約であっという間に埋まるほど人気、というより自然へのインパクトを考えて大量のハイカーが一度に押し寄せないよう配慮してのことか、ベッドの数がそもそも限られていた。ダメ元でメールで問い合わせたが、返信があったのはそれから数日後のことだった。

最後の望みは気象情報だった。だが、最も信頼できるアイスランド気象庁の予報は、まるで自然の意志を代弁するかのように、これから数日間の嵐の継続を告げていた。もはや楽観的な判断をしうる材料はなくなった。何より、この寒さに耐えるにはあまりに軽装備で、進む意志は折れかかっていた。このトレイルヘッドに唯一存在していた小さな売店の女性は僕に言った。

「アイスランドの悪天候を甘く見てはいけない。この天気で歩き始めるのは正気の沙汰じゃない」

僕一人だったら、それでも無謀にも歩き始めようとしたかもしれない。何しろ、そのために長期休暇をとって、相当の旅費も投じてしまったのだ。だが、子連れであることは、自分に冷静な判断を促す重石となった。

僕は撤退を決めた。身の安全と引き換えに、絶望の二文字が全身を襲った。首都レイキャビクへと向かうバスの窓に打ち付ける雨だけが、苦渋の決断を静かに肯定してくれるかに見えた。4時間の帰路はまるで永遠のように長く、今回の長旅を閉じる終章のようだった。

身体で学ぶということ

長い都市生活で使えていなかった身体と脳が動き出したのは、トレイルを歩き始めてすぐのことだった。

4日前の撤退以来、僕たちは首都レイキャビクで過ごしていた。アイスランドのマスコット的海鳥であるパフィンを探す観光船で気を紛らわせながらも（少しでもこの旅で何かしら回収したかった）、ユースホステルの一室では密かに再挑戦への計画を練り続けた。一度は敗れたロイガヴェーグルという大自然の入口に立った経験は、確かな教訓を残していた。天候、とりわけ雨以上に風が体感気温にもたらす影響を身を以て学んだ僕は、気象データから現実を想像する力が少しだけ増していた。

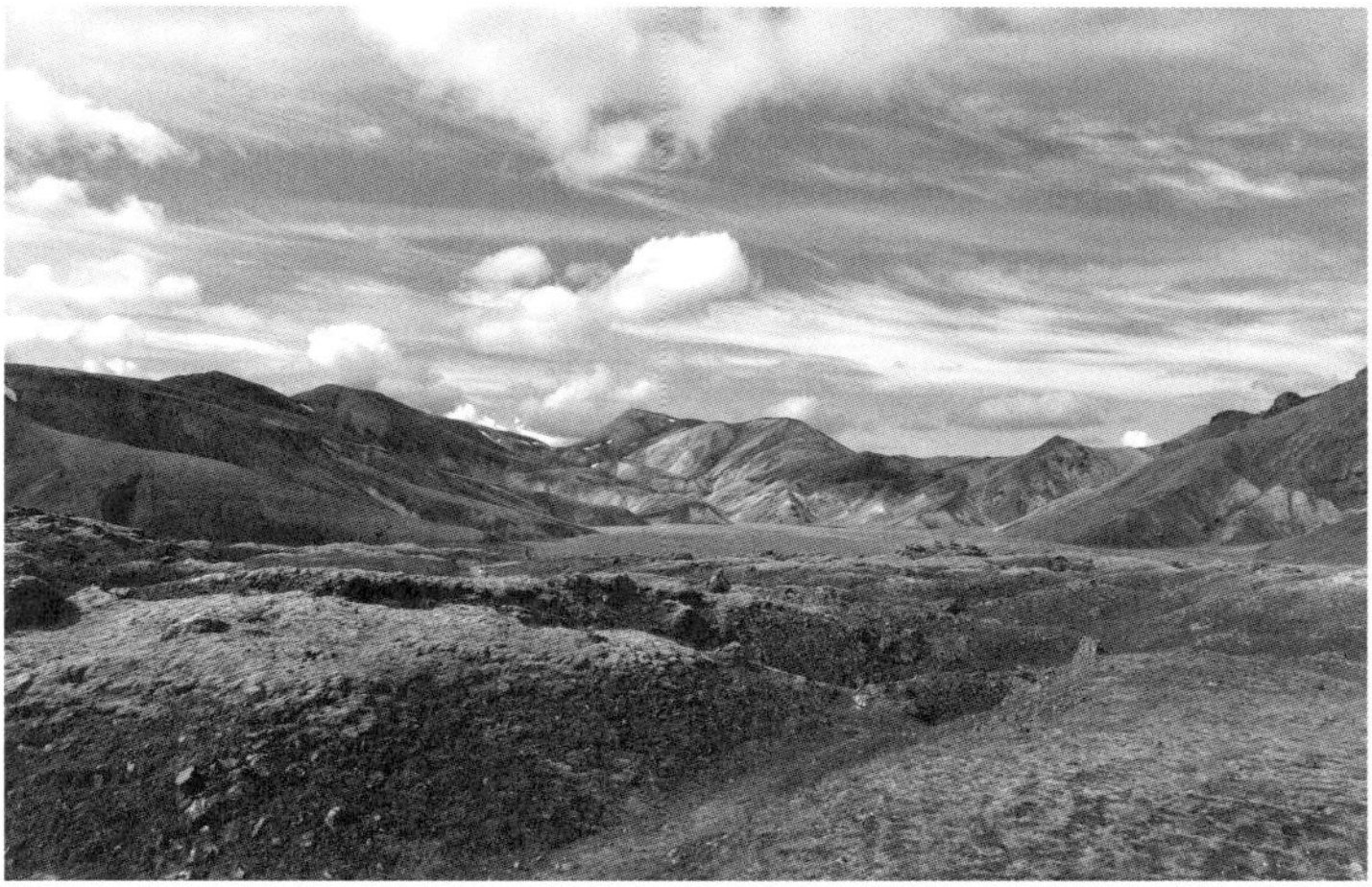

　アイスランド滞在中にもう一度だけ挑戦するチャンスが訪れたのは、思い通りにならない大自然を相手にしていることを考えれば、まさに偶然としか言いようがなかった。これくらいの風速なら行けるだろうとピンポイントでバスのチケットを取って狙った日、2回目の挑戦で訪れたランドマンナロイガルの空は、あのときとはまったく違う穏やかな表情を見せていた。

　トレイルヘッドの周囲は多くのディウォーカーたちであふれていたが、広大な自然はそれらがまったく気にならないほど簡単に人々を呑み込んでいった。

地球の歴史そのものを切り取った風景が、生きた標本のように広がる。トルファヨークトルカルデラ——世界でも稀有《けう》な、火山の噴火によって形成された陥没地形——を渡るのが初日のルートであり、そこには太古の噴火の痕跡が生々しく残っていた。地球の息吹を感じさせる湯気が立ち昇り、硫黄の匂いが鼻をつく。目に訴えかけてきたのは、地熱作用によって生まれた黄色、ピンク、オレンジ、茶色の色彩に加えて、黒と灰色に広がる溶岩の大地だ。緑の苔で覆われた大半の地面と、真夏というのに残る純白の雪とが、それらの色とりどりの岩たちとコントラストを織りなしていた。

「曇ってきたね」

歩くリズムと自分の足音、そして移ろう風景に意識を奪われ、いつしか数kmを超えていた。息子の声に顔を上げると、じわりとする空気が顔を撫《な》で、一気に霧という名の低雲で辺りが覆われた。やがて雨が僕たちの身体を打ち始める。

いや、雨というには粒が硬すぎる。肌に当たる感触は雪なのか雹《ひょう》なのか、その正体は判然としない。来た道を振り返ると、奥には青い空が悠然と広がっていた。視界を遮るものはなにもない。異なる季節が同じ空を共有し、目まぐるしい天気の変化が一

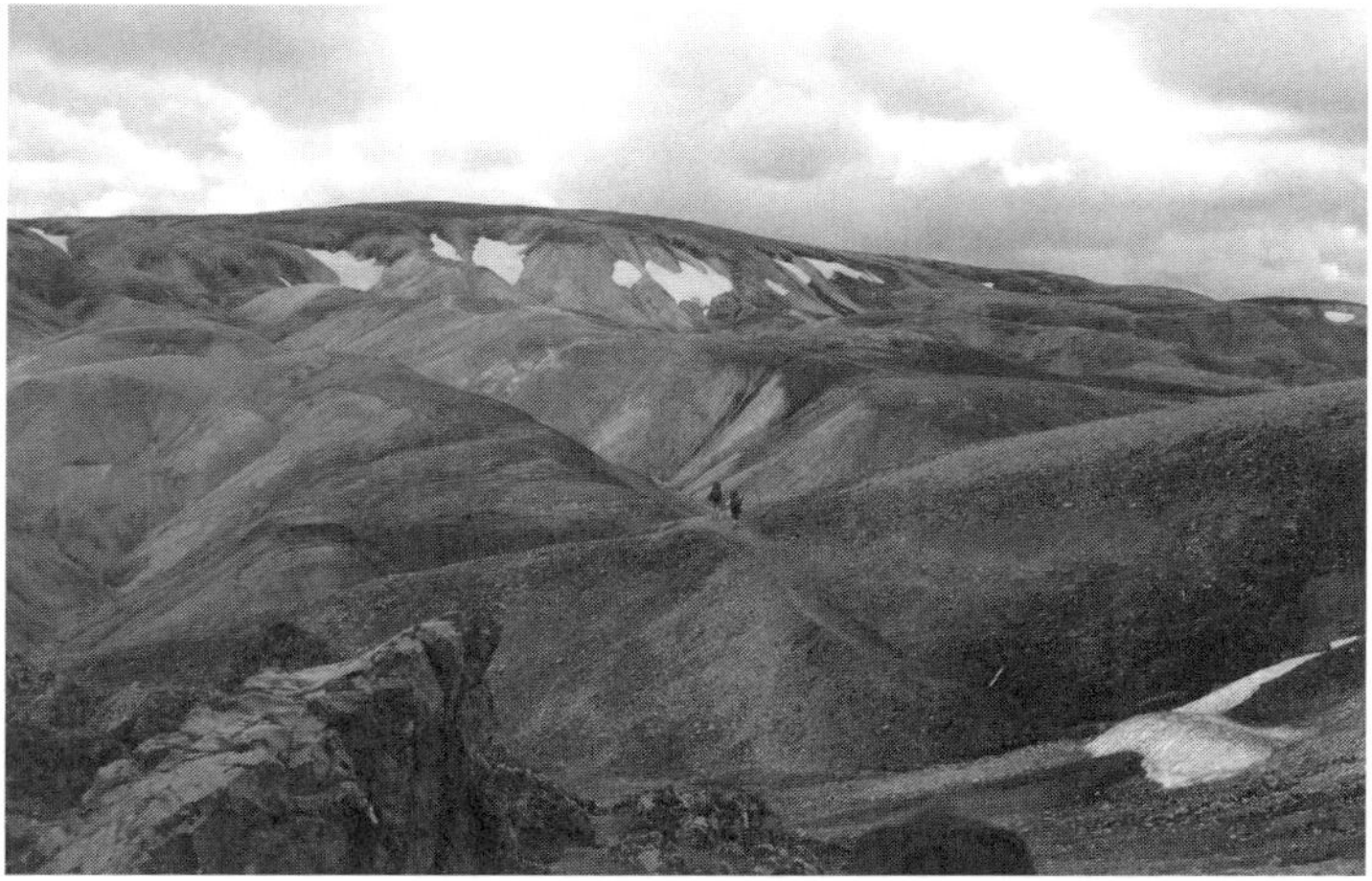

枚の絵となって一面を包みこんだ。
　時折耳に届くのは、まるで大地が呼吸するかのように、至るところでボコボコと吹き出す温泉の音だ。噴気孔から熱を帯びた白いガスをもくもくと燻《くゆ》らせ、吸い込むと強烈な匂いと生温かさが肺を満たす。この地がいまなお生きていることを全身の感覚が物語っていた。黒と灰色の溶岩の間を縫うように進むと足場の感触が変わり、黒い岩肌と雪をまとったフラプティンヌスケルの威容が姿を現した。標高１０３２ｍ、今宵《こよい》の野営地だ。小雨は頬《ほお》を優しく打ち続けていたものの風はなく、それは以前の恐怖が嘘のように穏

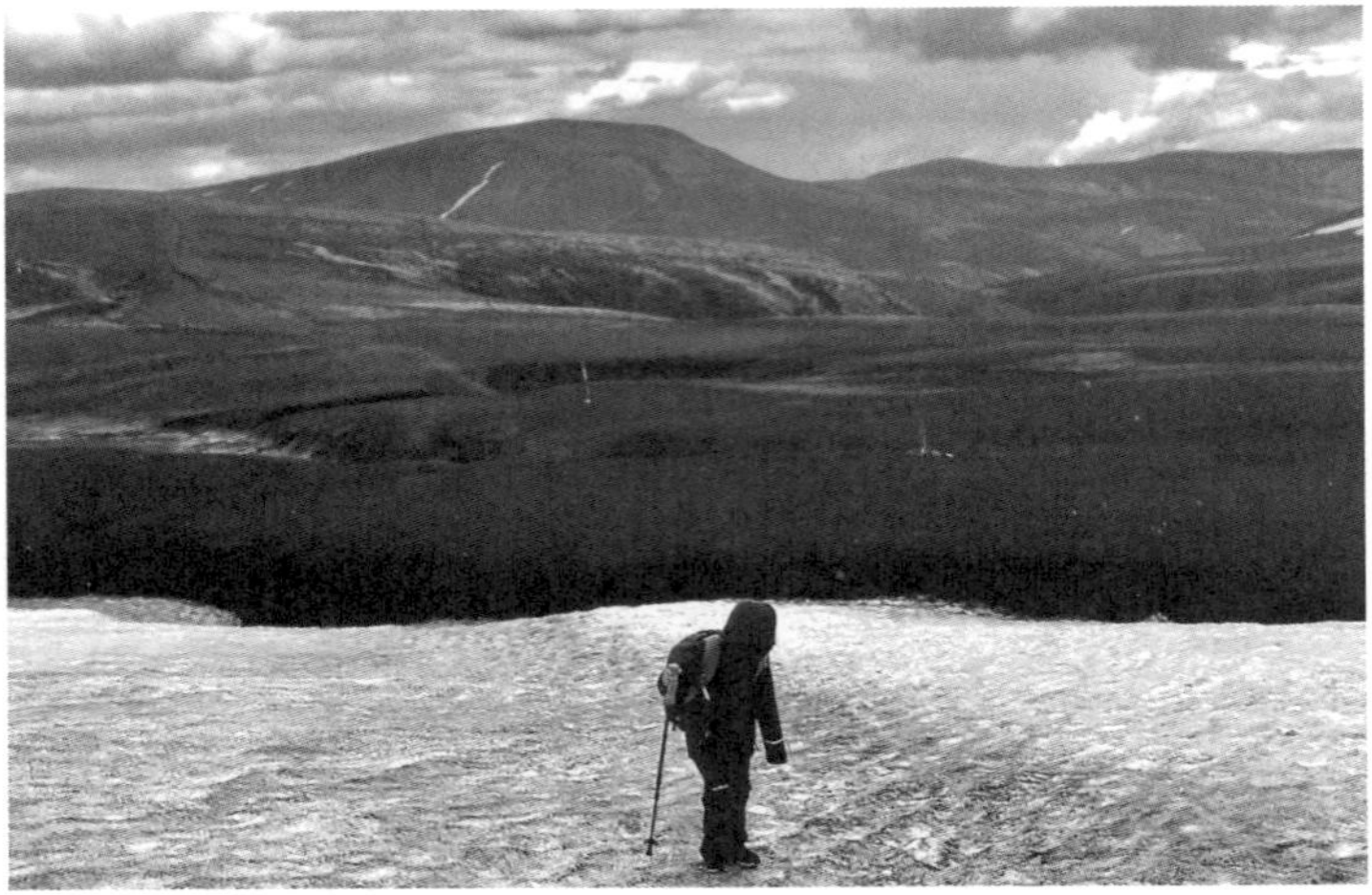

やかだった。

これほど五感を総動員して無意識のうちに世界を認識し、無数の情報を取り込むことで、脳は学んでいく——人間のこうした学びの過程を最も純粋な形で見せてくれるのは、赤ちゃんだろう。よく観察していると、まず始めるのは手を伸ばす行為だ。物に触れ、その硬さや柔らかさ、温度などを感じ取り、それらの情報が脳に取り込まれてゆく。やがて触れたものを口元へと運び、舌で確認し始める。まさに好奇心に導かれた自然な探求の過程だ。

ハイハイという移動を始めると、一気に立体的な広がりを見せる。空間を理解して、椅子という障害物にぶつかりそうになれば、避けることを学んでいく。情報の「入力」だけではなく、「出力」として避けるといった身体の動きを繰り返すことで、脳は着実に学習を重ねてゆく。とりわけ幼少期に身体を動かしたほうがいいというのはそういうことなのだ。

あるいは、椅子に近づけば大きくなり、離れると小さく見える。しかしそれらは同一の椅子であり、脳がこれらを別物と認識してはいけないというルールを会得《えとく》していく。これこそが「比例」という概念だ、と前出の養老は指摘する。[10] 比例とは決して座学だけで学ぶものではなく、身体を通じて自然と体得している知恵ということだ。

作家の島田《しまだ》雅彦《まさひこ》は著書『散歩哲学』の中で、次のように述べている。

> 幼児が歩行訓練に費やす約二年間は、言語を獲得する時期と重なるので、二つ

―10 本章脚注1と同

の能力は相乗効果で発達する。歩行能力の獲得によって、好奇心が一層刺激され、満たされる。（中略）逆に歩くのを止めた瞬間から退化が始まってしまう。

理学博士で日立製作所名誉フェローの小泉英明《こいずみひであき》もまた、そうした身体系を通じた自然界での学びの重要性を説いている。[11]

その論考の中でも特に興味深いのは、「色」という情報についての具体例だ。たとえばテレビの画面。色をつくりだすのは、たった3色（赤・緑・青の三原色）の単純な組み合わせによるもので、僕たちの目はそれを様々な色として認識する。一方、自然界は実に複雑だ。なだらかだったり尖っていたりする複雑なスペクトルが重なり合って最終的な色が現れる。紅葉した葉の色一つを取っても、太陽光という多様な波長の光が当たるかどうかや、葉の物質がどの特定の波長を吸収するか、さらには光の角度や湿度、周囲の環境からの反射や葉の表面の凹凸によっても見え方が変わってくる。

「音」も同じような違いがあるのだという。ピアノの美しい音色も、分析すると音叉のような単純な波（正弦波《せいげんは》）が基本となっている。一方、自然界の音は、雨粒が地面を打つ音や、風が吹き抜けたり、木々の葉がこすれ合う音、そして川のせせらぎや波の音は実に豊かで、無数の周波数が織りなす豊かな響きを持っている。

「形」についてもしかりだ。人工の世界は不自然なまでに直線的で、縦横の直線が都市の景観を構成している。しかし、「本当の現実」には、途方もなく多様な曲線も含めた形が存在する。たとえば、プラスチックの造花を部分的に拡大しても大きな変化は見られないが、自然の花々を同じように拡大して観察してゆくと、次々と違う世界が広がるという。

こうした自然に触れることで、僕たちの幅広い感覚系は豊かに育まれてゆく。ふと思いを馳せるのは、ベートーヴェンのことだ。自然を歩くことを愛した彼もまた、こうした自然界の豊かな情報に感性を磨かれ、そこから得たインスピレーションを「田園交響曲」という傑作へと昇華させたのかもしれない――そんな想像がふくらむ。

―11 養老孟司．子どもが心配 人として大事な三つの力．ＰＨＰ研究所．２０２２．

幸福論

このあたりで、冒頭の問いに立ち返ってみたい。文明やテクノロジーの進化は、僕たちを幸せにしたのか――。この問いに厳密に答えるには、まず「幸福」という言葉の定義が必要になるだろう。

もっとも、この幸福という概念は極めて曖昧だ。脳の健康に関する世界評議会、ブレイン・ヘルス・ネットワークのディレクターで英エクセター大学医学部名誉教授のジェームズ・グッドウィンによれば、この20年間だけでも、何が人を幸せにするのかを科学的に解明しようとした論文は、実に1万7000以上も発表されている[12]という。

その中には、たとえばカネで幸福は買えるのか？　という問いに一定の答えを出した著名な研究がある。前出の損失回避バイアスを証明したダニエル・カーネマンらが２０１２年に発表した論文[13]だ。

結論から言えば、幸福はカネで買える。ただし、上限があるという条件付きだ。富の増大によって貧困から脱する過程では幸福度は増すが、概ね７万５０００ドル（約１１４０万円）を超えると、幸福度は横ばいになるという。

あるいは、富よりも健康や家族のほうが幸福に作用するという説もあれば、心理学者たちは、期待が満たされると幸福になると説く。フェラーリが欲しかったのにプリウスしか得られなかったら惨《みじ》めに感じる、といったように。さらに脳科学の視点からは、ドーパミンであれセロトニンであれ、つまりはホルモンがどう脳に作用するか、という化学反応の話になる。

つまり、世界中の知性たちをもってしても、あまりにも複雑で多面的で、未だ結論の出ていない、要は揉《も》めているテーマなのだ。

---

12 ジェームズ・グッドウィン．最強脳のつくり方大全．文藝春秋．２０２４．

13 Daniel Kahneman, Angus Deaton. (2010). "High income improves evaluation of life but not emotional well-being" Proceedings of the National Academy of Sciences. *Proceedings of the National Academy of Sciences*. 107(38), 16489-93.

僕なりにその答えを追うなかで、その糸口を見出したのは、元テレビ東京ディレクターで『ハイパーハードボイルドグルメリポート』を生んだ、上出遼平《かみでりょうへい》との対話のときだった。ギャラクシー賞を受賞した彼の作品を見て、「幸福論」をテーマの一つに据えてインタビューをしたとき、彼は静かにこう語った。[14]

「肉体の実感なくして、幸福の話なんてできないと思うんですよ。だから、僕は必要に迫られて、定期的に山に入る。そこでは、極端な痛みとか、耐え難い空腹感とか、本当の欠乏、生死にかかわるような欠乏を、ようやく感じることができる。

そうすると、それをどう充足させるかという頭が働き、充足させたときの幸福を、手触りをもって感じることができる。それができたときに、自分に必要なものは何なのか、もう一度思い出せるんです」

上出の言葉を咀嚼《そしゃく》すると、おそらくこういうことになる。もはや人類は、物質的には望むものをほぼすべて手に入れたと言っていい。しかしその物質的な豊かさは、皮肉にも、自分の肉体が本当は何を欲しているのかを意識させないようにしている。何より、頭と手を使うだけで済む都市生活は五感を駆使することの大切さをも忘れさせる。不快や不便があれば、この資本主義の時代においては自ら動くまでもない。ただカネを払いさえすれば、どこかに必ず解決策の供給源がある。このことは、自分が本当に欲しているものへの感覚を、ますます遠ざけてゆく。

そしてそれは、世界幸福度ランキング[15]で、毎年のように経済大国、すなわち米国や日本などがトップ集団から転落していることとも無関係ではないだろう。

そう考えると、都市という発明は、現代人の主たる生息地でありながら、実は重大な欠陥を抱えているということになる。人間が根源的に持っているはずの情動、身体を通じて自然と湧き上がってくるはずの興味、身の回りの世界への好奇心を失わせてしまうと思うからだ。

---

14 【上出遼平】大ヒットを生む、社会の「レッテル」のはがし方．『ダイアローグ』．NewsPicks．2024年2月24日．

15 Helliwell, J. F., Layard, R., Sachs, J. D., De Neve, J.-E., Aknin, L. B., & Wang, S. (Eds.). (2024). World Happiness Report 2024. University of Oxford: Wellbeing Research Centre.

そして、自然の中を歩くことは、こうして失いつつある好奇心や、日常では忘れさせられている欠乏の感覚を、鮮やかに呼び覚ましてくれる最高の場なのかもしれない。そもそも僕たち人類の身体の鋳型《いがた》は、広大な大地を動き回り、長く過酷な狩猟と空腹を耐え抜いて歩き続けた時代に完成したのだから。

前出のグッドウィンは、幸福についてこう指摘する。[16]

人の脳は動くことで進化したのだ。それがわかれば、現在の座ってばかりの生活が、体と心にどれほど悪いかということも理解できる。さらに、現代人が健康で幸せに生きるために、進化の結果を利用する方法もわかるはずだ。

（中略）進化によって人間の体は作られたのだ。

忘れられない幸福の瞬間は、ロイガヴェーグル・トレイルを歩いて2日目の朝には早くも訪れた。

初日の夜の夕食は、息子が楽しみにしていた棒ラーメンに決めた。湯気の立つカップを両手で包み込むようにして、いつもおしゃべりな彼は、この夜ばかりは笑顔ながらも無言でラーメンを貪《むさぼ》り続けた。ただお湯を注ぐだけの飯が、長い道を歩いてきたこのときほど贅沢に感じられたことはない。

白夜は体内時計を狂わせ、睡眠を妨げるとも聞いていたが、全身の力を使い果たした僕らには無縁のことだった。

翌朝、薄いテントの生地を透かして柔らかい日の光が差し込み、心地よく目を覚ました。這い出るようにテントから出ると、そこには昨夜の小雨とは打って変わって雲一つない大空が広がっていた。

いや、雲だけではない。ビルも、電線も、街灯も、人工物という人工物が一切存在しない。整備されたキャンプ場でも目にする樹木の梢すら、その成長を支えるだけの土壌さえ持たないこの溶岩の大地には存在しない。水平線まで続く起伏と、その上に広がる空だけだ。僕は、他には一切何もない、この「ただの青空」をこれまでに見た記憶がほとんどなく、その単純な風景に心を奪われた。

16 脚注11と同

なぜ心が震えたのだろう。僕は確かにこのとき、思わず笑顔がこぼれていた。それは人類が数十万年もの間、自然の中で生きてきた証なのだろうか。

日常では絶え間ない視覚情報が脳に過剰な負荷をかけ続けるが、広大な自然の風景の中を歩くとき、思考は澄み渡る。そこには「ただの青空」と大地しかないのだから。その圧倒的な単純さの前で、都市のノイズは霧散し、風の音、足音、自分の呼吸さえも鮮やかに立ち上がる。

僕たちは4日間、計55kmの旅を終えた。だが、最終地点で得た達成感より心を満たしたものは、語りきれないほどのドラマや風景として、その道程に点在していた。

長い道のりを自らの足で歩き、寒さや疲労を乗り越えてたどり着いたこの2日目の朝、僕は確かな実感に包まれた――「このために歩いてきた」と。それは特定の景色が目的だったわけじゃない。ただ、都市ではカネで買える快適さも、ここでは自らの足と意志でしか得られない。カネや国家とは違い、この自然の大地は誰に対しても優しく、厳しい。つまりあらゆる人間に対して平等だ。見せかけの仕事や努力は自然の中では通用せず、一歩の妥協も許されない。

後にニーチェに影響を与えたアメリカの思想家ラルフ・ウォルドー・エマーソンは処女作『自然』(Nature) の中で、こう断言している。

自然は見せかけの姿を見せない。最も賢い人でさえ、自然のすべての秘密を引き出すことはできない。

この心の震えは、文明が与えてくれる快適さとは異質の、見栄や裏表のない単純な自然の姿を、自らの肉体と五感を通じて能動的に得たがゆえの歓びだったのだろうか。

カネでもなく、誰かに認められるでもない幸福とは何か? それは太古の昔、人が獲物を仕留めたときに感じたであろう熱狂や喜びとおそらく同じ程度の、自らの肉体が何を欲しているかを理解しているものだけが勝ち取ることのできる達成感、記憶として失いかけていた原初的な幸福だった。

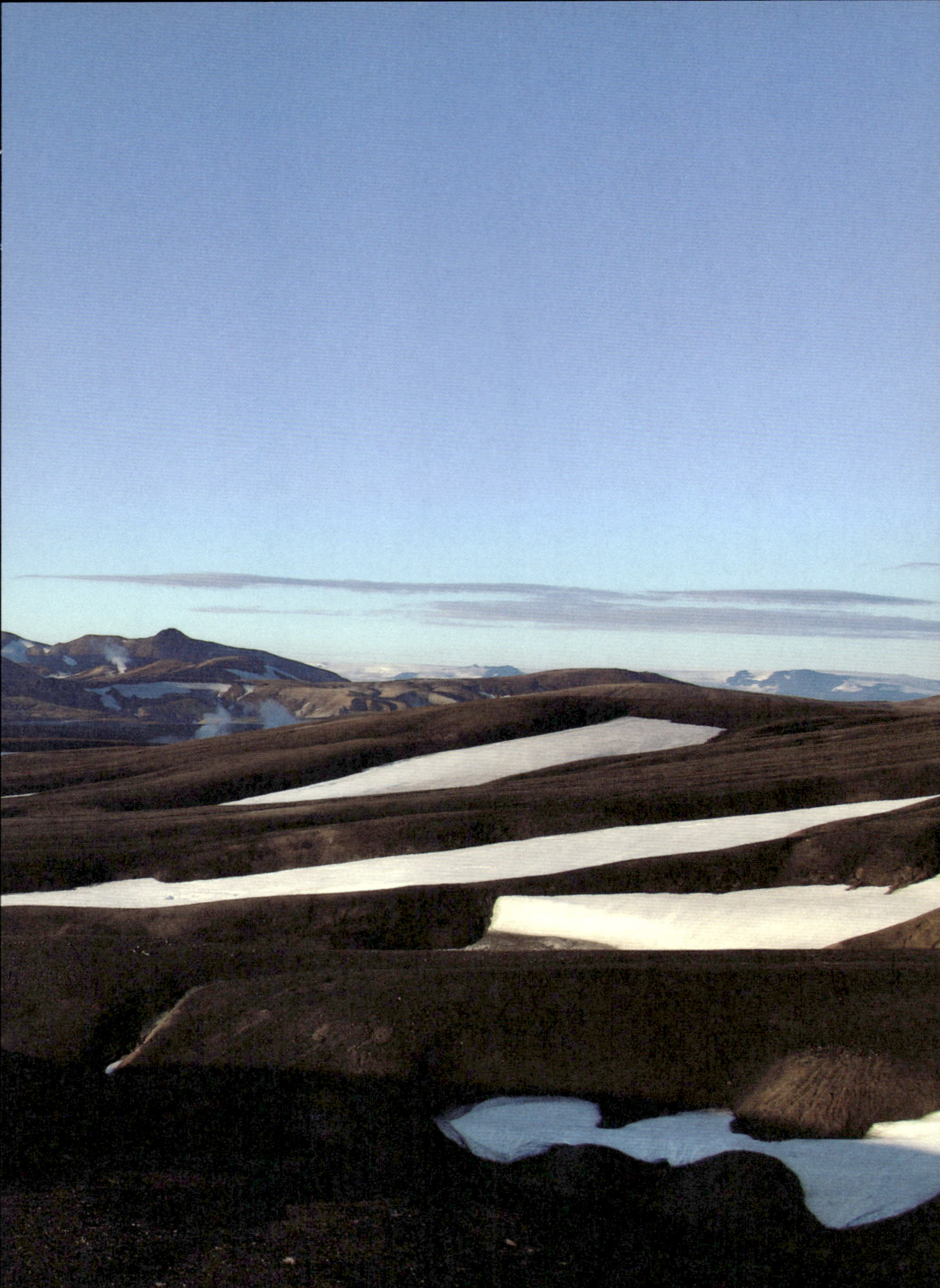

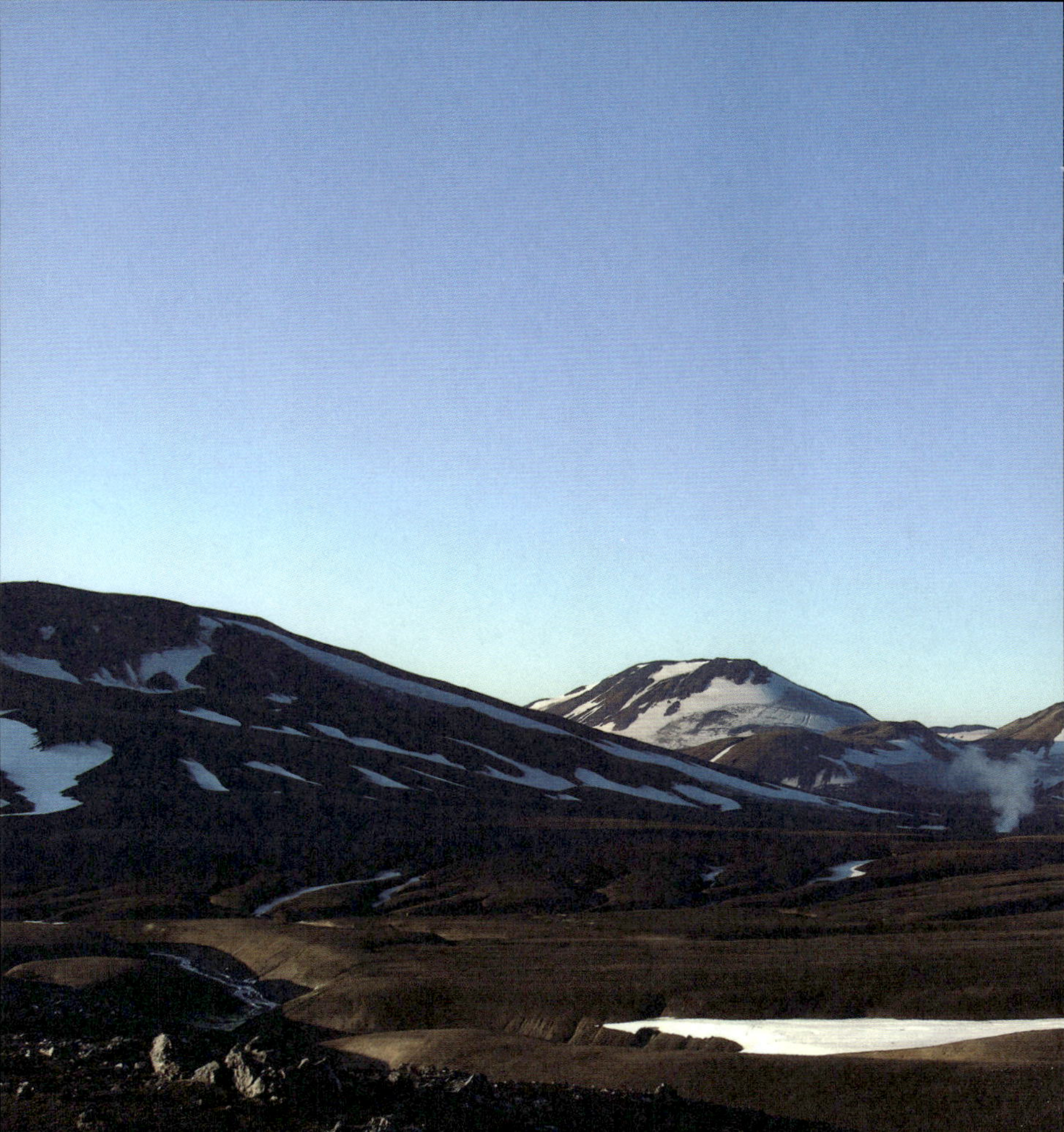

おわりに

「幸福論」とは、一見「歩く」からずいぶんとかけ離れた場所にたどり着いたと思われるだろうか。しかし、自分で歩むべき道を決め、自分の足でしかたどり着けない大自然の懐に身を委《ゆだ》ねる体験を言葉にしていくと、それは自ずとたどり着くテーマだった。そしてそれは、人類の進化の過程を考えれば、当然の帰結だったのかもしれない。

自然の中を歩くことは、コンクリートジャングルという名の都会生活に疲れた者の「現実逃避」なのではないかという批判——それは『The New Complete Walker』の著者コリン・フレッチャーもかつて浴びた批判だった。しかし僕が取材した限り、経済のど真ん中で戦い抜く人たちの中には——大企業の経営者、著名な起業家、クリエイター、政治家に至るまで――むしろ自然という「本当の現実」の中を歩くことで知恵を育み、心身を鍛え抜いている人々が数多くいた。「歩く」という視点を通して周囲を見渡すと、あの人もそうだったのか、という新たな発見が浮かび上がってきたのだ。

たとえば「ランニング」は特別な行為かもしれないが、「歩くこと」は人間の日常そのものだ。その尊さを見直せば、どんなに多忙な人でも日々の生活に取り入れることができる。それはほとんど唯一、持続可能な身体活動と言える。座ってばかりの生活がいかに危険かを身をもって知った経験――10年ほど前、自律神経失調で第一線から一時離脱を余儀なくされた僕が、全力で仕事を続けられているのは、この「歩く」という行為に魅せられ、それを習慣として刻むことができたからにほかならない。

２０２４年8月、僕は思い切って1カ月の休暇を取ることにした。日本の企業文化では「有給消化」という言葉が根付いている。まるで不要なものを処理するかのような言い回しに、僕は、ずっと違和感を覚えていた。僕たちは決まって、どこかに転職するときに、一気に有給休暇を使い切る。そうではなくて、本来はもっとメリハリをつけて戦略的に休むべきだと思ったのだ。

と、そんなかっこつけた話は実はただの後付けで、実際には単にもっと歩きたくなっただけだ。その衝動をどうしても抑えられなくなり、社長（当時）の佐久間衡《さくまたいら》に、休む数カ月前に相談した。

「いいんじゃない、プラプラ放浪してきたら。経営は、マラソンだから」

こうして背中を押され、僕は衝動のままに、経営という名のマラソン、いや、ロングトレイルの補給ポイントとして、休暇をとってアイスランドへ旅立った。

＊

振り返って考えてみると、自分が職業人としての道を歩み始めたきっかけもまた、「歩く」ことにあったのかもしれない。海外をバックパック１つで歩き続け、僕は記者になりたいと考えるようになった。大学在学中、僕は当時（２００４〜２００５年）としては珍しく、１年の休学を経験している。アイルランドとインドにそれぞれ３カ月間滞在し、特にインドでは各州１都市を目指して旅に出た。

異国を歩いて、考えた。それは、自分が日々抱える悩みというものが、この時代の、この国に生まれたが故の特殊なものなのではないか、ということだった。

時系列というタテ軸と、現代の世界各国というヨコ軸で世界をとらえると、当時の日本人の悩みの多くは「２０００年代の」「経済が成熟した日本」という特殊なシーンに生まれたが故のものだった。これが「１９５０年代の」「インド」だったら、人々の悩みはまったく違うはずだろうと。

つまり、あらゆる悩みの根本には「カネ」しかないような空気が蔓延している気がしたのだ。将来の社会保障、介護、そして教育費……それらが思考の足かせとなったり、こうでなければならないという物語に囚われたりしたらまったくハッピーじゃない。だからそのとき、広い世界で人々がどのような生活を送っているか追体験しておきたかった。

自分の足で世界を歩いてみたいと思ったのは、40年前のインドを歩いた父親の影響も大きかった。

カーストの名残やガンジス川のガート（火葬場）を眺めながら、「世の中の不条理、それでも生き抜くパワーとエネルギーがあった」と父は言う。

父は会社員から独立して会社経営をしていたが、バブル崩壊後に窮《きゅう》して事業に失敗した。日本の自殺者は3万人程度に膨れ上がっていた頃であり、誤解を恐れずにいえばピーク時は首を吊ってもおかしくない状況だったはずだ。

そんな父が事業に失敗しても安易に人生を諦めなかったのは、インドの過酷な環境の中で生活する人たちから、何かを感じ取ったことも影響していたのだと思う。

そして、インターネットの時代に、雑誌記者として独特のキャリアを歩み始めたこともまた、今回の取材テーマと、いまの日々にも果たしてつながっている気がしてならない。新人記者のころ、ずいぶんと世話になった先輩の一言をふと思い出す。

「池田、雑誌記者ってのはな、いわば狩猟民族だ。逆に記者クラブは、座っていても向こうからネタが入ってくるから農耕民族だ。でも、オレたちは記者クラブには所属できない。待っててもネタは得られない。どこに獲物がいるのか、嗅覚を研ぎ澄まで、ただひたすらに練り歩いて、最高の戦利品(特ダネ)を獲ってくる必要がある」

ハラリの言葉を思い返せば、僕は社会に出てからというもの、ずっと狩猟採集民だった。狩猟採集民はそこで生きる力を身に付けたし、実に刺激的かつ多様な時間を送ってこられたこと自体が幸福だったのだ——なぜ、僕は歩くのか。ただこのことが、稼業として身に付いて離れないだけなのかもしれない。

謝辞

この本もまた、まるで狩猟採集民のように嗅覚を研ぎ澄ませ、練り歩く中で出会った数多くの方々の導きによって生まれた。

このテーマで取材をしたいと思いを巡らせ始めたのは、２０２３年の師走だった。企画として実を結ぶ可能性を探っていた矢先、元テレビ東京の上出遼平氏が独立後に公開した映像作品『TRAIL』に触れ、彼もまたアルトラのローンピークを愛用していることを知った。上出氏自身は、アルトラの靴の効果を実感しながらも、サイエンスされているのかどうかは取材したことがないと言うので、もしかすると白地の領域が広がっているのではないかと思った。

その彼に会うために指定されて訪れた東京・世田谷区の「山荘《さんそう》 飯島《いいじま》」は、ファッションと山歩きが交差する稀有な空間だった。オーナーの田窪朗《たくぼあきら》氏もまた、アルトラやルナサンダルを取り扱っていた。

その山荘 飯島でまた出会いを果たしたのが、Vivobarefootを取り扱うノマディクスの共同代表・千代田高史氏である。彼は、『BORN TO RUN』のころを彷彿《ほうふつ》させるべアフットシューズの新たな潮流について、夜明け前の予兆のように語ってくれた。海外バイヤーたちがベアフットシューズブランドへと転じる最新事情などを聞き、これはもしかすると企画として成立しそうだと手応えをつかんだ。後にノマディクスのこれまでの経営について、もう1人の共同創業者である小峯秀行氏とともにお二人に改めてお話をお聞きし、裸足で高尾の山を歩きながら取材させていただいたのは本書で述べた通りである。まずはこれらの出会いに深く感謝したい。

NewsPicks編集長の職を離れて2年以上が経っていた僕に、再び執筆の機会を与えてくれたのは現編集長の佐藤留美氏だ。それがなければ、特集も、本書も日の目を見ることはなかった。新番組「ダイアローグ」(上出氏へのインタビューを実現した)を立ち上げた副編集長の小西健太郎氏、藤田美菜子氏には、本書にも収録したこのときのインタビューや特集の原稿、アイスランドの旅について意見を聴いてくれたり、アドバイスをくれたり、鼓舞したりしてくれた。そして特集制作は、高橋智香氏、黒田早希氏、有水冴子氏、栗原良介氏らとチームを組むことで実を結んだ。中川雅博氏、キアラシ・ダナ氏、柳橋泉紀氏、森川潤氏、後藤直義氏らには、忌憚《きたん》のない第三者的な視点から意見をもらい、より広く読んでもらう工夫をすることができた。特集公開前日、前編集長の泉秀一氏、NewsPicks Studios CEOの金泉俊輔氏との赤岳山行は、記事の最終調整とディスカッションの場にもなった。そして、特集公開の後に、これを本にしたいと提案してくれたNewsPicksパブリッシングの的場優季氏には大胆なアイデアをもらい、膨大な原稿を丁寧に整理してもらった。これらの仲間たちにも、心から感謝を申し上げます。

この本の原稿をすべて、あるいは一部でも読んで鋭い指摘をくださった方々にも深く感謝を述べたい。STRIDE LABの福地孝氏には、特に足と靴の構造について幾度も丁寧な解説をいただき、目を通すべき主要な論文の選定から、専門的な内容を平易な文章へと翻訳するところまで導いてくださった。上出氏からは、本書の核の一つであり野心的なエネルギー問題とUL思考という仮説について鋭い示唆をいただいたし、海外のロングトレイル事情、およびアイスランドの地を勧めてくれたのも彼である。ハイカーズデポの店主・土屋智哉氏には、日本のＵＬカルチャーの先駆者として鋭い洞察を得ただけでなく、彼との対話によって「歩く先進国」としての日本の可能性を見出すことができた。そして、ヤマップ創業者の春山慶彦氏には、特集企画の以前から、実に多様なアングルでアドバイスをいただいた。「歩ける街」という視点を僕に提供してくれたのもそうだし、Vibram Fivefingersの別注モデルをヤマップが出した経緯や想い、ベアフットシューズが社会を変えていくポテンシャルについても、ときに山行をともにしながら彼の描く壮大な絵について聞かせていただいた。

最後に、いつも一緒に歩いてくれる家族たち、紙幅の都合で名前を挙げることができなかった多くの方々、そしてここまで読んでくださった読者のみなさまに、深い感謝の意を表します。

著者紹介

池田 光史（いけだ みつふみ）

経済ジャーナリスト。

1983年鹿児島生まれ。東京大学経済学部卒業後、ダイヤモンド社入社。週刊ダイヤモンド編集部にて金融、日銀・財務省、自動車業界を担当。2016年よりNewsPicks編集部に参画。NewsPicks編集長、CXOを経て現在NewsPicks CMO（Chief Media Officer）。

手がけた主な特集記事は「インスタ・エコノミー」「トヨタ『第3の本社』」「電池ウォーズ」「マクドナルド進化論」「テスラの狂気」「ゴーン事変」「iPSの失敗」「円安原論」など。

経済ジャーナリストとして地歩を固めたのち、取材で体験した登山をきっかけに「歩く」ことを探求し始める。

装幀・本文デザイン	阿部早紀子
写真（見返し）	遠藤素子
写真（本文中出典のないもの・裏見返し）	池田光史
イラスト・図版	黒田早希・九喜洋介
DTP	朝日メディアインターナショナル
校正	鷗来堂
営業	岡元小夜・鈴木ちほ
進行管理	小森谷聖子・高橋礼子
編集	的場優季

歩く　マジで人生が変わる習慣

2025 年 2 月 4 日　第 1 刷発行
2025 年 6 月 19 日　第 6 刷発行

著　者　　池田光史

発行者　　金泉俊輔

発行所　　ニューズピックス（運営会社：株式会社ユーザベース）
〒100-0005 東京都千代田区丸の内 2-5-2 三菱ビル
電話　03-4356-8988
FAX　03-6362-0600
※電話でのご注文はお受けしておりません。
FAX あるいは下記のサイトよりお願いいたします。
https://publishing.newspicks.com/

印刷・製本　シナノ書籍印刷株式会社

ISBN　978-4-910063-41-6
本書に関するお問い合わせは下記までお願いいたします。
np.publishing@newspicks.com

一度きりの人生において、自らの生命をどう「燃やす」か？

生命科学研究者であり、起業家でもある著者がたどりついた「生命の原則」。生命には原理や原則があることを客観的に理解した上で、それに抗うために主観的な意志を活かして行動する力を、私たちは持っている。

目次

第1章｜生命に共通する原則とは何か ー客観的に捉えるー
第2章｜生命原則に抗い、自由に生きる ー主観を活かすー
第3章｜一度きりの人生をどう生きるか ー個人への応用ー
第4章｜予測不能な未来へ向け組織を存続させるには ー経営・ビジネスへの応用ー
第5章｜生命としての人類はどう未来を生きるのか

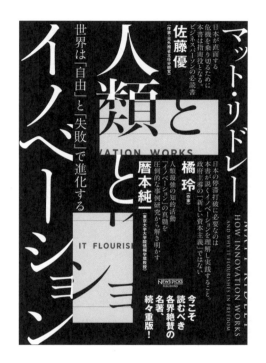

希望を灯そう。

NEWS PICKS PUBLISHING

「失われた30年」に、
失われたのは希望でした。

今の暮らしは、悪くない。
ただもう、未来に期待はできない。
そんなうっすらとした無力感が、私たちを覆っています。

なぜか。
前の時代に生まれたシステムや価値観を、今も捨てられずに握りしめているからです。

こんな時代に立ち上がる出版社として、私たちがすべきこと。
それは「既存のシステムの中で勝ち抜くノウハウ」を発信することではありません。
錆《さ》びついたシステムは手放して、新たなシステムを試行する。
限られた椅子を奪い合うのではなく、新たな椅子を作り出す。
そんな姿勢で現実に立ち向かう人たちの言葉を私たちは「希望」と呼び、
その発信源となることをここに宣言します。

もっともらしい分析も、他人事のような評論も、もう聞き飽きました。
この困難な時代に、したたかに希望を実現していくことこそ、最高の娯楽《エンタメ》です。
私たちはそう考える著者や読者のハブとなり、時代にうねりを生み出していきます。

希望の灯を掲げましょう。
1冊の本がその種火となったなら、これほど嬉しいことはありません。

令和元年
NewsPicksパブリッシング 創刊編集長
井上 慎平

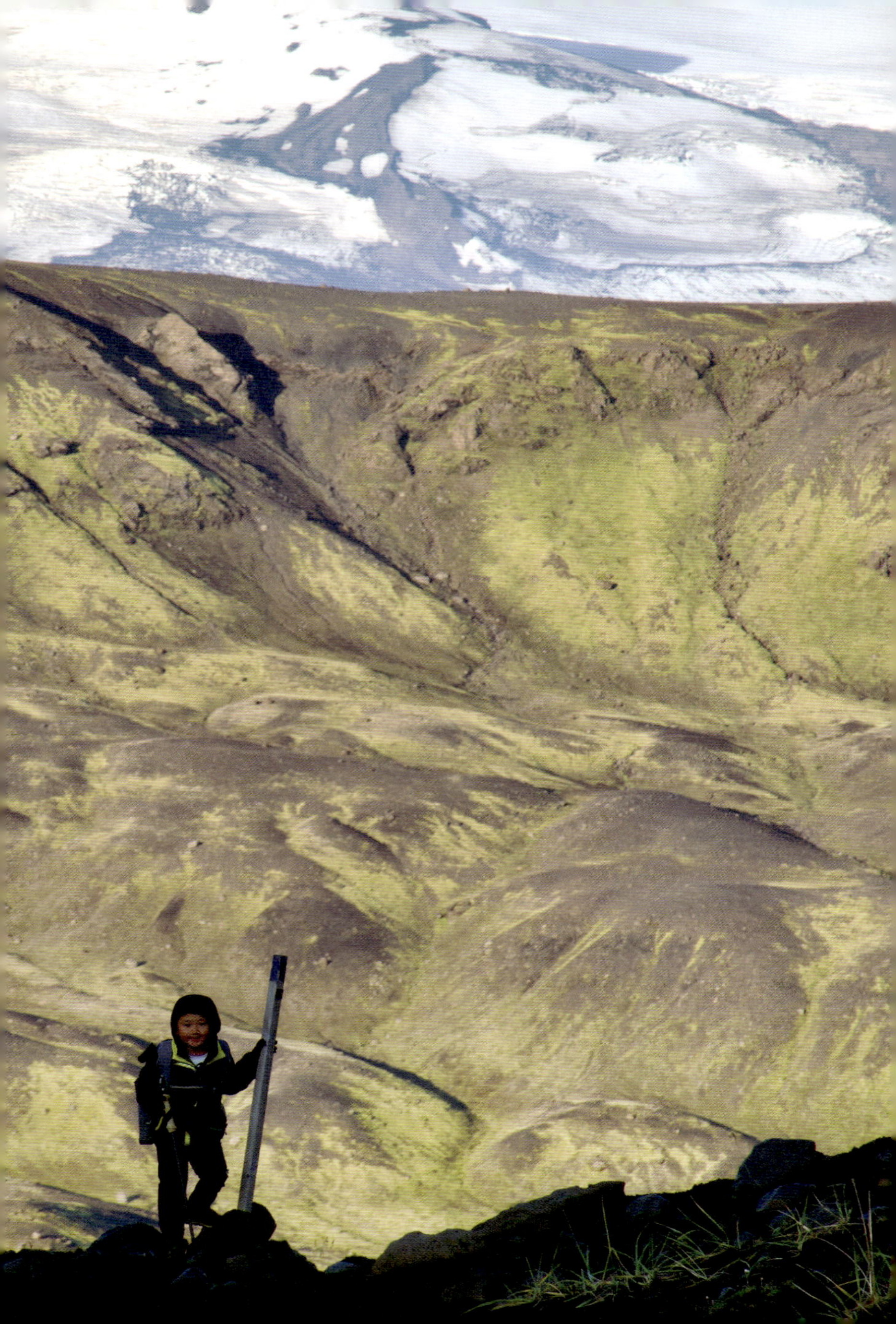